腰腹赘肉大作战
瘦肚子就这么简单

姜天赐 编著

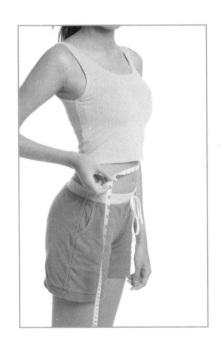

人民邮电出版社
北 京

图书在版编目（CIP）数据

腰腹赘肉大作战：瘦肚子就这么简单 / 姜天赐编著
. -- 北京：人民邮电出版社，2022.4
ISBN 978-7-115-58348-2

Ⅰ. ①腰… Ⅱ. ①姜… Ⅲ. ①减肥－基本知识 Ⅳ.
①R161

中国版本图书馆CIP数据核字(2022)第019499号

免责声明

本书内容旨在为大众提供有用的信息。所有材料（包括文本、图形和图像）仅供参考，不能用于对特定疾病或症状的医疗诊断、建议或治疗。所有读者在针对任何一般性或特定的健康问题开始某项锻炼之前，均应向专业的医疗保健机构或医生进行咨询。作者和出版商都已尽可能确保本书技术上的准确性以及合理性，且并不特别推崇任何治疗方法、方案、建议或本书中的其他信息，并特别声明，不会承担由于使用本出版物中的材料而遭受的任何损伤所直接或间接产生的与个人或团体相关的一切责任、损失或风险。

内 容 提 要

《腰腹赘肉大作战：瘦肚子就这么简单》全书共分为5部分，系统介绍了成功进行腰腹部减脂所需的5个关键步骤。第1步是要树立关于瘦肚子的认知，明白全身减脂比局部减脂更科学有效。第2步是控制热量摄入，通过制造热量差来告别肥胖。第3步是学会结合力量训练和有氧运动，制订合理的训练计划才能有效减掉赘肉。第4步是监控并记录热量的摄入与消耗。第5步是掌握让减脂效果翻倍的小技巧。此外，本书免费提供了全部训练动作的演示视频，旨在帮助读者降低理解难度，提高练习效果。因此，对于任何希望进行腰腹塑形的读者来说，本书都不容错过。

♦ 编　著　姜天赐

　　责任编辑　裴　倩

　　责任印制　马振武

♦ 人民邮电出版社出版发行　　北京市丰台区成寿寺路 11 号

　　邮编 100164　　电子邮件 315@ptpress.com.cn

　　网址 https://www.ptpress.com.cn

　　临西县阅读时光印刷有限公司印刷

♦ 开本：700×1000　1/16

　　印张：8.5　　　　　　　　　2022 年 4 月第 1 版

　　字数：168 千字　　　　　　2022 年 4 月河北第 1 次印刷

定价：39.80 元

读者服务热线：**(010)81055296** 印装质量热线：**(010)81055316**
反盗版热线：**(010)81055315**
广告经营许可证：京东市监广登字 20170147 号

在线视频访问说明

本书提供全部训练动作演示视频，您可以通过微信的"扫一扫"功能，扫描右侧的二维码进行观看。

步骤1：点击微信聊天界面右上角的"+"，弹出功能菜单（如图1所示）。

步骤2：点击弹出的功能菜单上的"扫一扫"，进入该功能界面，扫描上方的二维码。

步骤3：如果您未关注"人邮体育"微信公众号，在第一次扫描后会出现"人邮体育"的二维码（如图2所示）。关注"人邮体育"微信公众号之后，点击"资源详情"（如图3所示）即可观看视频。

如果您已经关注了"人邮体育"微信公众号，扫描后可以直接观看视频。

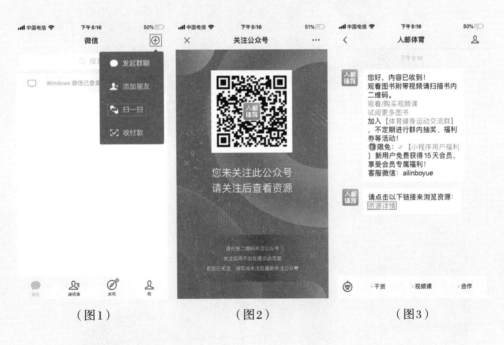

（图1）　　　　　（图2）　　　　　（图3）

人体关键肌肉图

在进行肌肉训练前，了解人体肌肉组织的名称和位置是很重要的，可以更有针对性地锻炼肌肉。

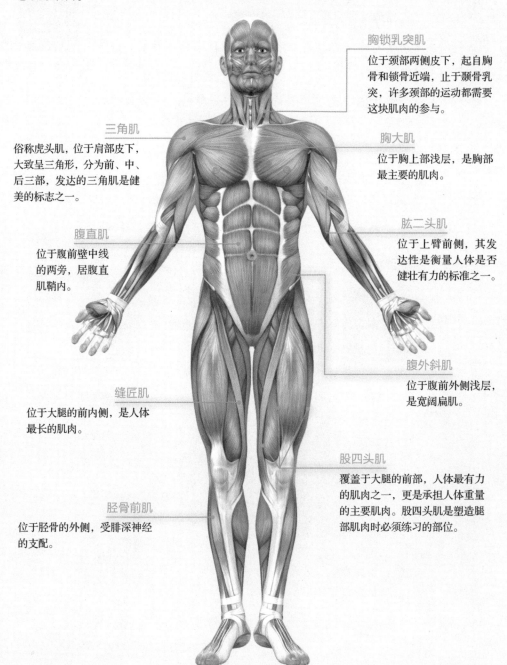

胸锁乳突肌
位于颈部两侧皮下，起自胸骨和锁骨近端，止于颞骨乳突，许多颈部的运动都需要这块肌肉的参与。

三角肌
俗称虎头肌，位于肩部皮下，大致呈三角形，分为前、中、后三部，发达的三角肌是健美的标志之一。

胸大肌
位于胸上部浅层，是胸部最主要的肌肉。

肱二头肌
位于上臂前侧，其发达性是衡量人体是否健壮有力的标准之一。

腹直肌
位于腹前壁中线的两旁，居腹直肌鞘内。

腹外斜肌
位于腹前外侧浅层，是宽阔扁肌。

缝匠肌
位于大腿的前内侧，是人体最长的肌肉。

股四头肌
覆盖于大腿的前部，人体最有力的肌肉之一，更是承担人体重量的主要肌肉。股四头肌是塑造腿部肌肉时必须练习的部位。

胫骨前肌
位于胫骨的外侧，受腓深神经的支配。

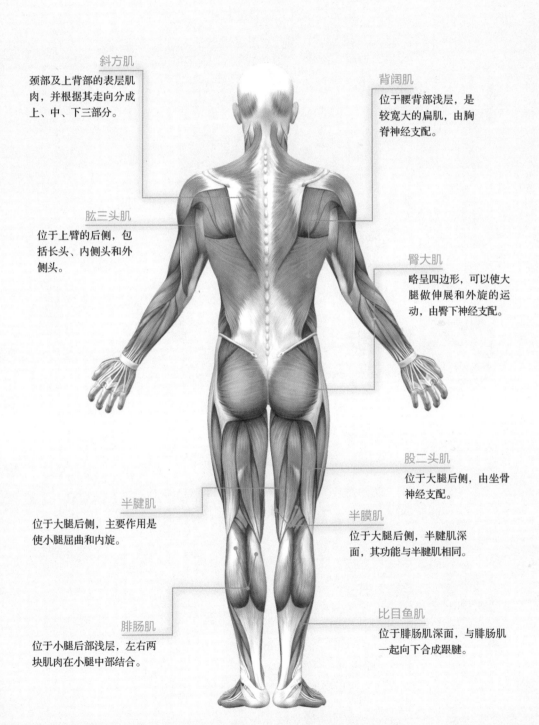

斜方肌
颈部及上背部的表层肌肉，并根据其走向分成上、中、下三部分。

背阔肌
位于腰背部浅层，是较宽大的扁肌，由胸脊神经支配。

肱三头肌
位于上臂的后侧，包括长头、内侧头和外侧头。

臀大肌
略呈四边形，可以使大腿做伸展和外旋的运动，由臀下神经支配。

股二头肌
位于大腿后侧，由坐骨神经支配。

半腱肌
位于大腿后侧，主要作用是使小腿屈曲和内旋。

半膜肌
位于大腿后侧，半腱肌深面，其功能与半腱肌相同。

腓肠肌
位于小腿后部浅层，左右两块肌肉在小腿中部结合。

比目鱼肌
位于腓肠肌深面，与腓肠肌一起向下合成跟腱。

目录 CONTENTS

01 PART

第1步
树立关于瘦肚子的认知

02 PART

第2步
控制热量摄入，学会制造热量差

03 PART

第3步
懂得如何结合力量训练和有氧运动

第4步
学会监控和记录

第5步
记住这些减脂小技巧，让减脂效果翻倍

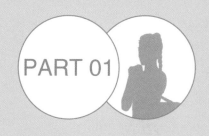

PART 01

第1步

树立关于瘦肚子的认知

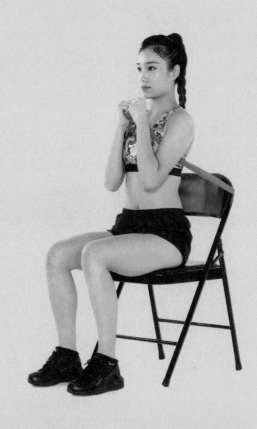

认识脂肪

脂肪存在于人体的所有部位，过多的脂肪是人们唯恐避之不及的存在。身体内的脂肪增多后，不仅影响形象，更容易带来活动不便、容易疲劳等问题，严重时甚至会危害健康。

人体主要通过甘油三酯的形式去使用和储存脂肪，人们常说的在运动中燃烧的脂肪是指从甘油三酯中划分出来的脂肪酸。

饱和脂肪酸

许多食物中都含有饱和脂肪酸，例如奶酪、红肉等。饱和脂肪酸通常在室温条件下呈固态。

生活中一些病症，如高血压、心血管疾病、肥胖、脑卒中、心肌梗死等的产生都与摄入过量饱和脂肪酸有关。

若在大量摄入饱和脂肪酸的同时又缺乏锻炼的话，我们的身体很容易遭到损害。

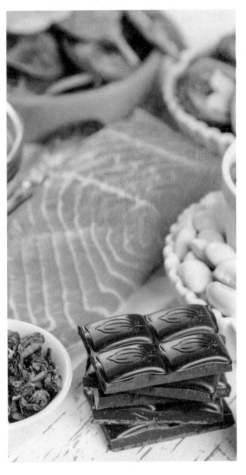

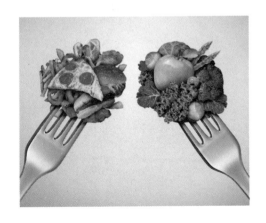

反式脂肪酸

反式脂肪酸即拥有特殊结构的不饱和脂肪酸。

天然反式脂肪酸一般存在于牛肉、羊肉和乳制品当中。人工反式脂肪酸多存在于蛋糕、饼干、炸薯片等各种零食之中。食用反式脂肪酸会增加动脉硬化的风险，提高心脏病的发病概率。

"隐性肥胖"是健康的杀手

生活中有很多人，看上去身材匀称，甚至偏瘦，但却可能患有"脂肪肝"。这是什么原因呢？

有些人身体中多余的脂肪集中储存于腹部、臀部和腿部，从外观上看就是偏胖的。而有一部分人身体中多余的脂肪会沉积在内脏组织中，例如肝、胃等，通常这种隐性的肥胖对人体健康的危害更大。

相关研究表明，人体中过量的脂肪会引起雌性激素和炎性因子剧增，从而引发糖尿病、癌症、心血管疾病等慢性疾病。

因此我们不能仅仅通过一个人外形的

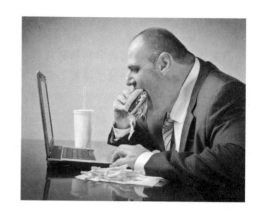

胖瘦来判断他是否健康。每个人都应该重视自己的健康问题，不断通过饮食控制以及有氧运动来落实自己的减肥计划。

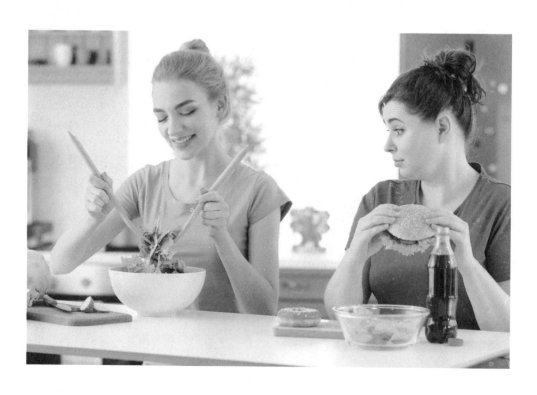

为什么腹部容易堆积脂肪

不论是男性还是女性，都会受到腹部脂肪问题的困扰。即便是在健身方面做得很好的运动员，其臀部和腹部也留有一定的脂肪，这是不可避免的。

人们常说"大腹便便"，这是因为腹部是非常容易堆积脂肪的部位，这是由腹部的位置和功能所决定的。首先，腹部位于身体的中心，更是身体的重心位置，需要一定的重量以维持身体的平衡。其次，腹部包裹着人体的大部分内脏，而内脏又包裹着脂肪（内脏脂肪的存在是为了维持内脏的正常机能）。随着肥胖程度的增加，内脏脂肪也会增多，并包裹在腹部内，使

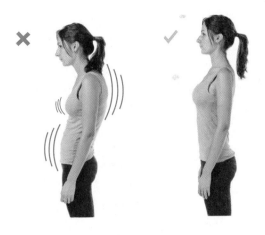

腹部显得更大。而且在日常生活中，腹部的活动量很少，久坐使腹部一直处于被压迫的状态，血液流通不够顺畅，这也是导致腹部肥胖的原因之一。

小知识

我们摄入的脂肪主要有两个来源，即动物与植物。动物脂肪指来自动物体内的脂肪，以及动物乳制品中所含的脂肪（如牛奶、羊奶中的脂肪），植物脂肪是从植物果实内提取的。

高脂肪的食物主要有坚果类食物、动物的皮和肉，以及一些油炸食品等。低脂肪的食物主要有水果和蔬菜等。

不良的饮食、生活习惯

生活中很多不良的饮食习惯和生活作息，同样也会导致腹部脂肪的堆积。很多健身人士容易对碳水化合物产生错误的认识：人们在增肌过程中摄入了过量的碳水化合物，导致吸收了过多的热量。多余的热量不能被消耗，就会从糖原转为脂肪，堆积起来。

对于上班族而言，脂肪堆积的情况则更为常见。在忙碌的工作、生活中，上班族基本上没有充足的时间去锻炼，更没有时间严格管理自己的饮食。

有的上班族的一日三餐基本上由泡面、面包、饼干和高油高热的外卖构成，长久以来，身体就会堆积大量脂肪并难以消耗。

随着年龄的增长，有人会发现，自己年轻的时候很瘦，一到中年就开始发福。其中最主要的原因就是随着年龄的增加，身体中肌肉的含量以及基础代谢水平都会逐渐下降，并且中国人普遍有着高碳水和高热量的饮食习惯。这样一来，大肚腩的出现就是不可避免的了。

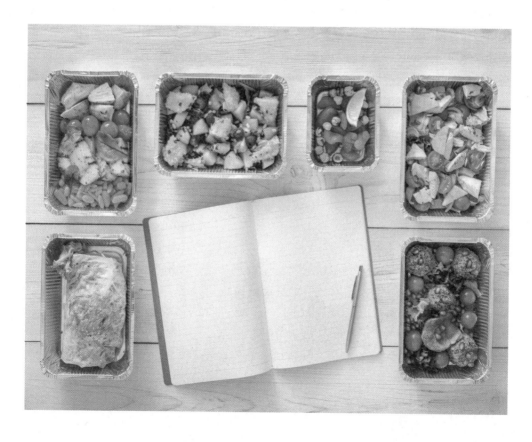

区分皮下脂肪和内脏脂肪

　　脂肪是人体的重要组成部分，但过多的脂肪会给人体带来多种危害，不仅使运动能力受到影响，身体各器官的功能也会因为脂肪过多而发生紊乱。所以通过合理的锻炼来减掉身体内过多的脂肪是非常必要的，同时这也能提高人体的新陈代谢能力，保存肌肉量。除了因疾病引起的肥胖之外，大约95%的肥胖人士可以通过改变饮食结构来降低体内的脂肪含量。人体内的脂肪，可分为皮下脂肪与内脏脂肪。

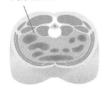 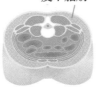

内脏脂肪　　　　　　　　皮下脂肪

内脏脂肪型肥满　　　　皮下脂肪型肥满

皮下脂肪

　　皮下脂肪是指贮存在真皮层以下，深层筋膜层以上的脂肪。我们所说的减脂，主要减的是皮下脂肪，这部分脂肪相对来说容易减掉。

　　人体内的脂肪约有2/3储存在皮下组织中，我们可以通过测量皮下脂肪的厚度来了解自身的皮下脂肪含量，进而推测全身脂肪的含量，进而判断身体的胖瘦情况及人体的组成比例。

　　人们为什么这么关注皮下脂肪？当然是因为这部分脂肪的过多堆积，会直接导致身材走样，既不美观，也影响健康。

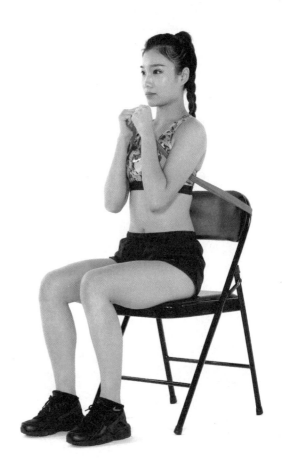

内脏脂肪

内脏脂肪也是人体所含脂肪的一种，指的是包裹着内脏的脂肪及骨髓内的黄色脂肪。与皮下脂肪不同的是，它主要贮藏在身体的腹腔部位，用来保护内脏，直接影响着身体健康。

适量的内脏脂肪是人体所必需的，它可以缓解外力对内脏的冲击，减少内脏之间的摩擦，对内脏有着支撑和稳定的作用。

内脏的脂肪面积和脂肪指数是测量身体成分的指标之一，也是判断人体是否存在隐形肥胖问题的重要指标。从体重控制的方面来说，内脏脂肪比较不容易减掉。

内脏脂肪产生的原因

人们在减肥过程中过多地关注减掉"皮下脂肪"，而并没有意识到"内脏脂肪"也需要减掉。一些注重外形的人，一旦注意到身体内有多余脂肪的堆积就会想要尽快将其减掉。然而内脏脂肪不易被人们发现，并且体型偏瘦的人也有可能存在内脏脂肪堆积的情况，因此内脏脂肪很容易被人忽略。

运动量少也是内脏脂肪产生的原因之一。很多久坐的上班族和学生常在出行时也不愿选择步行，极其容易导致内脏脂肪堆积。

饮食不均衡，挑食，经常食用油炸食品或甜食，午餐、晚餐过于丰富且不易消化等原因，也使人体堆积了更多的内脏脂肪。

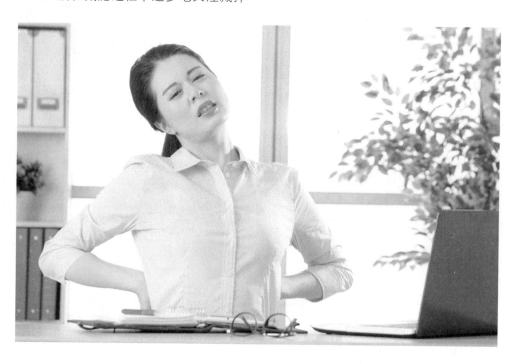

局部减肚子并不科学，需要进行全身减脂

通过局部健身来实现局部的瘦身，实际上是非常难的。对于平时没有运动习惯的大多数人而言，他们全身各个部位都覆盖着超出自身预想的脂肪。在这种情况下，即使付出全部精力进行腹部的局部训练，也很难练出腹部的肌肉线条，因为它们会被身体表面覆盖的脂肪阻挡住。

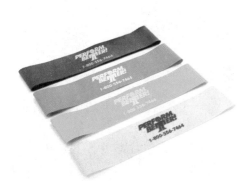

然而，如果想要在降低全身脂肪的同时，重点训练腹部肌肉，却是非常可行的。因为腹部非常容易因受到挤压而凸出，所以皮下脂肪很容易减掉。

即使是皮下脂肪堆积最严重的小腹和侧腹部部位，只要坚持进行高强度间歇性训练（High-intensity Interval Training，HIIT），也是可以减掉的。通过训练增强血液循环，厚厚的脂肪能够脱离僵硬冰冷的状态，降低厚度，并变得更加柔软。去除人体中储存的废物和多余的水分可以消耗体内堆积的脂肪细胞，使其变小。

目的性训练

如果仅仅想靠健身减掉局部的脂肪，你很难发现明显的身材变化。但是，只要让身体达到"张弛有度"的状态，就可以达到局部瘦身的效果。只要着重训练目标部位，就可以增加肌肉量，在降低皮下脂肪的同时，使身体形态更具立体感。

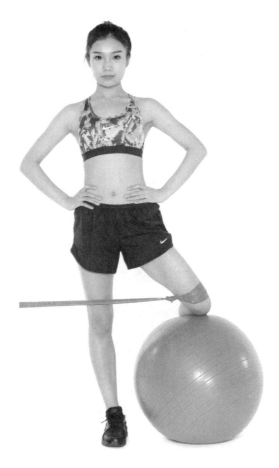

适当进行局部塑形

虽然局部减脂并不科学，但局部塑形却是可取的。局部塑形是以力量训练为主的，针对身体特定部位或者区域进行的发展肌肉的训练方式。

适当的力量训练能使肌肉更健康，提升身体的代谢速度，更加有效地燃烧脂肪。肌肉的不断发展还可以使皮肤变得更加紧致和光滑，使整个身体更加有型、匀称，因此在减脂过程中，我们更强调进行力量训练。

对肌肉的训练，可以在一定程度上调整肌肉的形态，从而进一步调整体态。由减脂带来的肌肤松弛问题，可以通过发展肌肉来支撑皮下空间，予以改善。

做一些有氧运动和阻力训练也可以很好地达到减肥效果，燃烧多余的脂肪。

只有在全身减脂的基础上，对特定的部位进行针对性的训练，才能达到局部塑形减脂的效果。

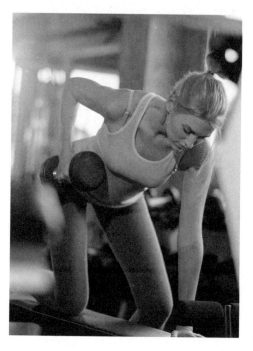

减肥没有捷径，在运动时应当确保一定的训练强度，将运动时间控制在20分钟以上，但不要超过60分钟，避免过度消耗肌肉，从而影响减脂效果。

在饮食上，减少高糖、高脂肪食物的摄入，合理调整饮食结构。

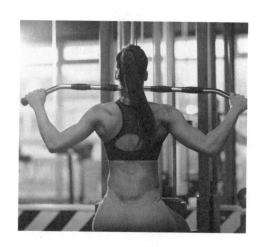

为什么孤立地做仰卧起坐练习不能瘦肚子

大部分人都存在一个减肥误区，认为只需多做仰卧起坐就能减掉大肚腩。事实上，如果想减掉大肚腩，长时间的有氧运动是必需的。因为在训练中，脂肪是最后被消耗的物质。

身体在消耗脂肪时是从各个部位同时消耗的，没有选择性。所以，单独训练相关部位并不能高效消耗该部位的脂肪。坚持全身的有氧运动，适度跑步或游泳最为适宜，每次最好坚持运动 20 分钟以上，这样才可以消耗脂肪。与此同时，适度且科学的腹肌练习也是非常有必要的。

仰卧起坐的主要锻炼部位为腹部的上

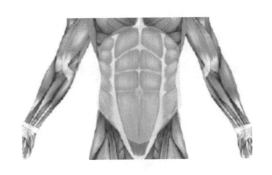

半部肌肉。在做仰卧起坐时，注意头的位置不能太靠前，向上抬起至腹部有收紧感即可，然后腹部持续发力，逐渐还原。如果感觉到自己的腹部肌肉有些"膨胀"，那么只需要减掉几千克的体重，就可以明显地感觉到腹部的缩小，持之以恒地坚持下去，就可以获得健美的腹部线条。

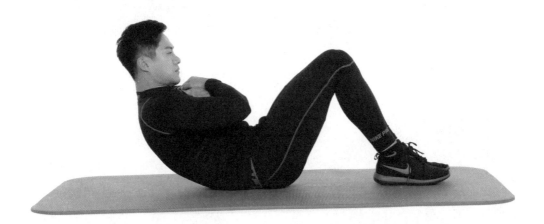

小知识

有效的减肥方式是合理控制饮食加上坚持运动。在合理地控制了饮食后，要进行无氧运动，以加强基础的新陈代谢，从而达到瘦身效果。

腹部的肌肉是比较容易锻炼的，但也可能出现练出腹肌但腹部脂肪却没怎么减少的情况，更糟的是，腰围甚至有增加的趋势。这说明，在减掉腹部脂肪的过程中，饮食的控制也是非常重要的。饮食过量或者饮食结构不合理都会使脂肪堆积。因此，如果想获得好的身材，就要控制自己不吃零食。

除了进行可以消耗全身脂肪的有氧运动外，仰卧起坐等力量训练也要同时进行，并且要注意减肥成果的保持。

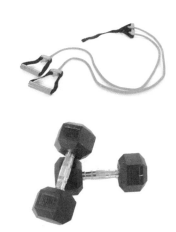

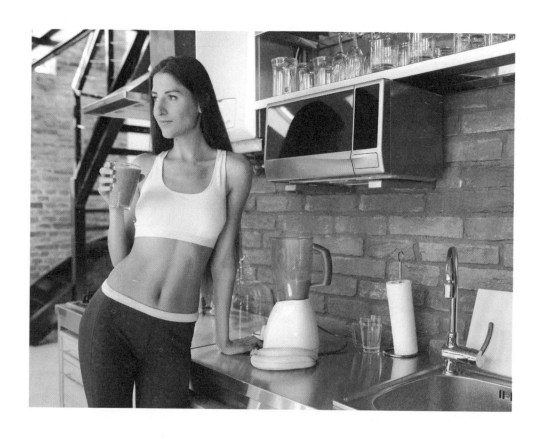

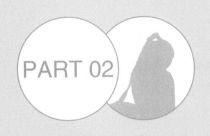

第2步

控制热量摄入，学会制造热量差

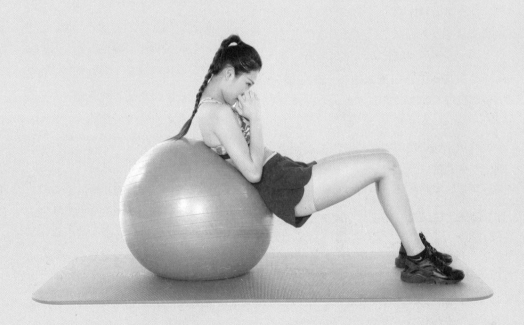

肥胖以及热量差

基因是决定人体胖瘦的先天性因素。为什么有的人明明家人偏瘦但仍会有超重甚至肥胖问题呢？除了受遗传因素的影响之外，还有多方面的原因，但最终的原因可归结为热量过剩。人体机能的日常运行，需要消耗一定的热量，这些热量来自两个方面：一是来自人体每天的热量摄入；二是来自身体脂肪的燃烧。如果热量供给充足，也就是说摄入的食物足够多，在身体正常消耗之外，还有热量剩余，这部分剩余热量积攒起来，日积月累，人就会变得越来越胖。再加上现代社会的便利性，出门有各种交通工具代替步行；购物有多种网络购物平台，足不出户就能买到需要的东西；各种电子产品的出现挤占了更多的运动休闲时间，人们不愿花时间运动……这样一来，人体的热量消耗减少，而食物的摄入并没有随之减少，导致剩余热量的积攒越来越多。

当然，如果进行有效的减脂运动，肥胖情况能够得到改善，肥胖所带来的种种不便也会随之减轻或消失。那么如何有效地减脂呢？在这里就需要先了解一下热量差的概念。

什么是热量差

前面我们了解了造成肥胖的原因，主要是摄入的热量大于身体所消耗的热量。那么如果在一段时间内，我们身体消耗的热量大于我们从外界摄入的热量，身体脂肪就会被分解燃烧，以供给身体消耗。这部分脂肪的燃烧，是因为从外界摄入的热量不足所导致的，不足的这部分热量就叫"热量差"。比如，今天你的热量消耗是2600大卡，而你今天所吃下的食物的热量是1900大卡，那么热量差就是700大卡。这700大卡是靠燃烧体内脂肪来补充的。依据这个原理，在一段时间内制造热量差，燃烧体内脂肪，可以实现减脂瘦身的目的。

如何制造热量差

有3个途径可以制造热量差。

途径1：控制饮食，减少热量摄入。如果人体长时间处于一个稳定状态，热量的消耗也会维持在一个常规的数值，这个数值在一段时间内不会有太大变化。如果可以使每天通过饮食摄入的热量低于身体消耗的热量，就会制造出热量差，从而燃烧体内脂肪，达到瘦身的目的。

途径2：多运动，增加热量消耗。减少热量摄入是一种途径，反过来，增加热量消耗也是一种途径。通过多运动，我们可以增加热量消耗，从而制造出热量差。

途径3：多运动的同时，减少食物摄入。增加热量消耗与减少热量摄入同时进行，使消耗的热量大于摄入的热量，从而制造出热量差。

（注：1大卡约为4186焦耳，此后不再标注）

热量差的计算

了解了热量差，那么在减脂的过程中，应该如何计算热量差呢？这里有一个总的计算公式：

热量差＝一天内摄入的总热量－个人基础代谢的热量消耗－个人活动的热量消耗（包括日常活动与运动）

我们可以使用一些大型健身房的体测设备来获取自己的基础代谢率。在教练的指示下使用设备，可以知道自己的基础代谢率。另外，美国运动医学会有一个计算基础代谢率的公式，它根据年龄、身高、性别和体重来计算基础代谢率（BMR）。公式如下：

基础代谢率（男）＝[13.7×体重（千克）]＋[5.0×身高（厘米）]－（6.8×年龄）+66

基础代谢率（女）＝[9.6×体重（千克）]＋[1.8×身高（厘米）]－（4.7×年龄）+655

如一位50千克重的女士，年龄为35岁，身高为162厘米，那她的基础代谢率的计算公式与结果如下：

基础代谢率＝（9.6×50）＋（1.8×162）－（4.7×35）+655=1262.1

也就是说这位女士一天的基础代谢为1262.1大卡。

日常活动的热量消耗，与个人基础代谢率相关，不同的日常活动的消耗也不同，如表2.1所示。

表2.1　不同日常活动的热量消耗

类别	活动内容	活动程度	消耗热量
类别1	办公室活动、教室活动等	微程度强度	BMR×1.2
类别2	轻微活动，小量运动，周频率为1~3次	低水平强度	BMR×1.375
类别3	简单的运动，持续时间较长，周频率为3~5次	中等水平强度	BMR×1.55
类别4	运动强高，周频率为6~7次	高强度水平	BMR×1.725
类别5	高强度的剧烈运动、体力工作，或高强度训练	高强度水平	BMR×1.9

注：BMR为基础代谢率。

还以前面的女士为例，如果她进行一天的办公室活动，其热量消耗为1262.1×1.2=1514.52，即1514大卡左右。

依据美国运动医学协会期刊《运动医学与科学》的数据，表2.2为体重分别为130磅、155磅、180磅、205磅的人，在各项运动中的热量消耗情况。

表2.2 不同体重的人在各项运动中的热量消耗（单位：大卡）

活动、锻炼或运动（1小时）	130磅（约59千克）	155磅（约70千克）	180磅（约82千克）	205磅（约93千克）
休闲式骑自行车，速度低于16千米/时	236	281	327	372
骑自行车比赛，速度高于32千米/时	944	1126	1308	1489
固定自行车骑行，极低强度	177	211	245	279
固定自行车骑行，低强度	325	387	449	512
固定自行车骑行，中等强度	413	493	572	651
固定自行车骑行，高强度	620	739	858	977
固定自行车骑行，剧烈强度	738	880	1022	1163
举重，中等强度	177	211	245	279
田径（跳高、撑竿跳高）	354	422	490	558
划船机，低强度	207	246	286	326
划船机，中等强度	413	493	572	651
划船机，高强度	502	598	695	791
划船机，剧烈强度	708	844	981	1117
有氧运动，低负荷	295	352	409	465
有氧运动，高负荷	413	493	572	651
有氧运动，常规强度	384	457	531	605
有氧运动，有氧踏板操	502	598	695	791
轻度拉伸	148	176	204	233
拉伸，哈他瑜伽	236	281	327	372

（续表）

活动、锻炼或运动 （1小时）	130磅 （约59千克）	155磅 （约70千克）	180磅 （约82千克）	205磅 （约93千克）
芭蕾舞，扭扭舞，爵士舞，踢踏舞	266	317	368	419
交际舞，慢速	177	211	245	279
交际舞，快速	325	387	449	512
跑步，8千米/时	472	563	654	745
跑步，8.4千米/时	531	633	735	838
跑步，9.7千米/时	590	704	817	931
跑步，10.8千米/时	649	774	899	1024
跑步，11千米/时	679	809	940	1070
跑步，12千米/时	738	880	1022	1163
跑步，13千米/时	797	950	1103	1256
跑步，14千米/时	826	985	1144	1303
跑步，14.5千米/时	885	1056	1226	1396
跑步，16千米/时	944	1126	1308	1489
跑步，17.5千米/时	1062	1267	1471	1675
跑步，越野跑	531	633	735	838
羽毛球	266	317	368	419
竞争性的篮球游戏	472	563	654	745
篮球比赛（非篮球游戏）	354	422	490	558
在篮球比赛中担任裁判	413	493	572	651
篮球，投篮练习	266	317	368	419
拳击，拳击台练习	708	844	981	1117
拳击，打沙包	354	422	490	558
拳击，轻拳出击	531	633	735	838

（续表）

活动、锻炼或运动（1小时）	130磅（约59千克）	155磅（约70千克）	180磅（约82千克）	205磅（约93千克）
橄榄球、篮球、足球训练	236	281	327	372
武术，柔术，空手道，柔道	590	704	817	931
武术，自由搏击	590	704	817	931
武术，跆拳道	590	704	817	931
以色列搏击术	590	704	817	931
杂耍球	236	281	327	372
跳绳，慢速	472	563	654	745
跳绳，中速	590	704	817	931
跳绳，快速	708	844	981	1117
乒乓球，桌球	236	281	327	372
太极拳	236	281	327	372
打网球	413	493	572	651
双人网球	354	422	490	558
单人网球	472	563	654	745
抱婴儿，平地	207	246	286	326
抱婴儿，上台阶	295	352	409	465
负重7~10千克，上台阶	354	422	490	558
负重11~22千克，上台阶	472	563	654	745
呈站姿与小孩做游戏，低强度	165	197	229	261
走或跑动中与小孩做游戏，中等强度	236	281	327	372

（续表）

活动、锻炼或运动 （1小时）	130磅 （约59千克）	155磅 （约70千克）	180磅 （约82千克）	205磅 （约93千克）
走或跑动中与小孩做游戏，高强度	295	352	409	465
抱儿童	177	211	245	279
爬山，负重4千克	413	493	572	651
爬山，负重4.5~9千克	443	528	613	698
爬山，负重9.5~19千克	472	563	654	745
下楼梯	177	211	245	279
遛狗	177	211	245	279
步行，低于3.2千米/时，很慢	118	141	163	186
步行，3.2千米/时，慢速	148	176	204	233
步行，4千米/时	177	211	245	279
步行，5千米/时	195	232	270	307
步行，5.5千米/时	224	267	311	354
步行，5.5千米/时	354	422	490	558
步行，6.5千米/时	295	352	409	465
步行，7千米/时	372	443	515	586
步行，8千米/时	472	563	654	745
带游泳圈游泳，自由泳，慢速	413	493	572	651
带游泳圈游泳，自由泳，快速	590	704	817	931
仰泳	413	493	572	651
蛙泳	590	704	817	931
蝶泳	649	774	899	1024
慢速游泳，不带游泳圈	354	422	490	558
侧泳	472	563	654	745

（续表）

活动、锻炼或运动 （1小时）	130磅 （约59千克）	155磅 （约70千克）	180磅 （约82千克）	205磅 （约93千克）
花样游泳	472	563	654	745
游泳，踩水，中速	236	281	327	372
游泳，快速踩水，高强度	590	704	817	931
呈坐姿与小动物戏耍	148	176	204	233
走动或跑动中与小动物戏耍	236	281	327	372
给狗洗澡	207	246	286	236
园丁工作，常规强度	236	281	327	372
搬运重物	472	563	654	745
搬运中等重量物体上楼	472	563	654	745
常规程度的打扫	207	246	286	326
打扫，除尘	148	176	204	233
清理垃圾	177	211	245	279

在制造热量差进行减脂瘦身时，注意要控制好量，循序渐进，不要定太高的目标。每天的热量差最好控制在500大卡，且每个月减重不要超过3.2千克，否则可能会损害身体健康。

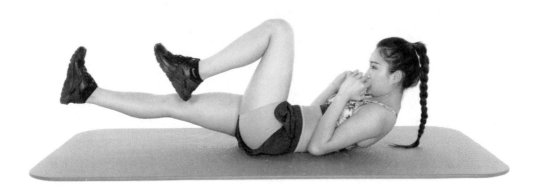

管住嘴比增加运动量更容易

关于减脂瘦身，我们已经知道可以通过3条途径来达成，一是少吃，二是多运动，三是既少吃又多运动。这3种途径的原理其实是一样的，都是使每天消耗的热量大于摄入的热量，制造热量差。但是大部分人很难坚持长期运动，通过控制饮食来瘦身，对他们来说更为实际、有效。

少吃，不只是减少食物的摄入量，也要有科学的方法。首先，要减少主食的摄入量，控制零食的摄入。主食的主要成分是淀粉，淀粉在体内会转化为葡萄糖，多余的葡萄糖会转化为脂肪储存起来。大部分零食都是高热量食物，更容易在体内引起脂肪的堆积。其次，在选择食物时，最好选择高纤维、低热量、饱腹感强的食物。高纤维食物富含膳食纤维，容易让人产生饱腹感。同时，富含蛋白质的食物也能带来饱腹感。另外，最好少食多餐，不要一次吃得太多。

下面推荐一些热量低、饱腹感强的食物。

土豆：主要成分为淀粉，并含有丰富的蛋白质、氨基酸和维生素等。土豆作为主食使用，有助于减脂瘦身。其饱腹感主要来自丰富的淀粉。

鸡蛋：主要成分为动物蛋白，且所含氨基酸的比例很符合人体需要，较易被人体吸收。其饱腹感主要来自丰富的蛋白质。

燕麦：富含膳食纤维、蛋白质、维生素与矿物质，可以调节血糖，改善便秘。其饱腹感主要来自膳食纤维。

鱼肉：低热量肉类，含有丰富的蛋白质、维生素A、维生素D和维生素E，并含有多种脂肪酸和蛋白质。

希腊酸奶：低热量奶类，属于低脂奶，具有水分少、口感好的特点，其蛋白质的含量比普通酸奶的更高，饱腹感也很强。

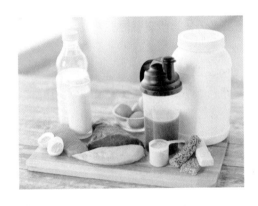

蔬菜：大部分蔬菜的特点是膳食纤维含量高，并能提供人体所需的大部分维生素与矿物质。其饱腹感主要来自膳食纤维。

豆类：低热量、高蛋白食物。蛋白质、碳水化合物与脂肪是豆类的主要营养成分，其中，蛋白质，尤其是黄豆的蛋白质，含有多种氨基酸，符合人体多种需要。

水果：有丰富的糖类、维生素与膳食纤维，适量食用的话，可视为低热量食物，补充人体所需营养。但摄入过多，就等同于摄入了大量的糖，不利于减脂瘦身。

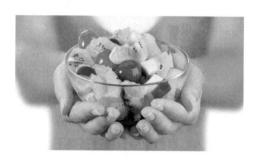

控制饮食小妙招

比起运动瘦身，控制饮食虽然显得较为容易一些，但有时候我们抵挡不了食物的诱惑，难免会多吃一些。那么下面就给出一些控制饮食的妙招，帮助大家将减脂瘦身进行到底。

食物巧选择。尽量选择热量低、膳食纤维含量比较高的食物。 比如可以用糙米饭代替白米饭，或用薯类代替主食；肉类尽量选择脂肪含量低的瘦肉、鱼类、虾类等。

小巧餐具来助力。将平时自己用的碗、盘等餐具都换成小一些的，这样所盛的食物就会减少，也会在无意中提醒自己要控制摄入量。

低热量食物打头阵。进餐时，不要先捧着白米饭吃个饱，先多吃一些蔬菜，等觉得没有那么强的饥饿感了，再吃一些主食和荤菜，减少热量摄入。

少油少盐少淀粉。烹饪时，油和盐都尽量少放，这样你会因为做出来的食物的口感没那么好，而减少多吃的欲望。淀粉属于碳水化合物，在做菜时也最好少放些。

在生活中你也可以开发出适合自己的控制饮食小妙招，坚持下去，就能让赘肉一步步远离自己。

如何计算你一天能够摄入的最大热量

在前面的热量差内容中，我们已经了解了如何计算人体每天所需要的基本热量，依照这种方法，我们可以算出自身每天需要的基本热量，在这个热量的基础上来安排一天内的饮食。那么，如何计算自己到底摄入了多少热量呢？如何将摄入的热量值控制在自身最大热量水平以下呢？可以参照下面这个方法。

配备一个食物秤，一个笔记本。用食物秤来称量各种食物的重量，再根据食物的热量值来计算热量，并记录在笔记本上。一天内无论吃了什么东西，都将其换算为热量记录下来。一天结束后，将总摄入量加起来，这个值要控制在自身最大热量水平以下。这样经过一段时间以后，自身每天对摄入了多少热量，就会有个基本的判断，并形成习惯，起码不会有过多的热量摄入而导致脂肪增加。

有人会觉得这种方法过于烦琐，实施起来稍有难度，这里再给出一个比较简单可行的方法，即把热量摄入控制在一个大致的范围内。一般来说，男性将每日热量摄入控制在1500~1800大卡，女性则控制在1200~1500大卡，长期施行下去，也会有比较好的收获。

如何在自身最大热量水平下进行营养搭配

在减脂期间，虽然我们减少了热量的摄入，但这不代表不需要考虑饮食的营养。在减脂的同时，必须保证摄入身体所需的营养。因为各种营养是身体机能正常运行的必要条件，没有足够的营养，身体各系统的机能总会出现这样那样的问题，反过来影响身体健康，而且也有可能更不利于减脂。

此外，减脂过程不能离开水。水分是身体的重要组成部分，各种微量元素在体内的流通、交换，都依赖水来进行，水起着媒介的作用。所以在减脂期间，水的摄入量至少要和平时保持一样，最好能够多喝水。

想要保证减脂期吃得有营养，可以参考以下几点。

吃的种类要丰富。每天摄入的食物种类最好在12种以上，每周摄入的食物种类则最好在25种以上。多样化的食物能提供多种营养，虽然控制了热量的摄入，但所需的营养仍能满足身体需要，保障身体各机能的正常运行。这些食物具体应包括谷类、薯类、蛋类、奶类、蔬菜、水果、豆类等。

饮食和运动相结合。虽然通过减少食物摄入量能够减脂，但仍建议适当运动。适量的运动可以保证身体的肌肉、关节、骨骼等处于健康水平。每周整体运动时间最好控制在150分钟以上，并且是中等强度的运动。

蔬菜、水果、奶类、豆类食品要多吃。蔬菜、水果的最大优点是膳食纤维丰富，奶类和豆类的最大优点则是蛋白质含量丰富。每天蔬菜、水果、奶类的摄入量分别控制在300~500克、200~350克、300克，豆制品也要经常吃一些。

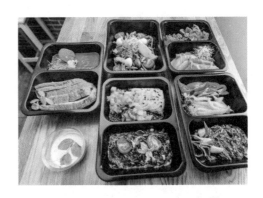

合理摄入蛋白质。鱼类、禽类、蛋类、瘦肉，这些都是富含蛋白质的食物，每周都要适量食用。限制肥肉、腌肉、熏肉等肉类的摄入。

清淡饮食。在食物烹饪过程中，油和盐要放得少一些，油控制在每人每天25~30克，盐在6克以内；糖也要少吃一些。

减脂食谱

约1200大卡套餐

393 **大卡**

早餐
2片吐司
240毫升低脂鲜奶
1个茶叶蛋

90 **大卡**

上午加餐
1根香蕉

460 **大卡**

午餐
半碗米饭
1只烤鸡腿
1碗烫青菜
1个卤蛋

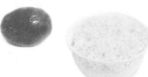

90 **大卡**

下午加餐
1根香蕉

252 **大卡**

晚餐
1碗红豆杂粮粥
1个苹果

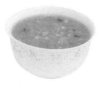

约1500大卡套餐

349
大卡

早餐
1 杯掺了 1/4 杯脱脂原味酸奶和
1/2 杯草莓的燕麦粥
1 杯约340克的脱脂拿铁咖啡

157
大卡

上午加餐
1 根胡萝卜
1/4 杯土豆泥

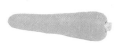

327
大卡

午餐
1 个金枪鱼三明治
2 片多谷面包，1/2 杯金枪鱼沙拉
1 个西红柿，1 个桃子

170
大卡

下午加餐
1 个苹果
12 颗杏仁
1 杯冰柠檬水

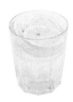

481
大卡

晚餐
1 块普罗旺斯金枪鱼排
1 碗西西里风味西兰花
1/2 碗大麦饭，1 小块提拉米苏

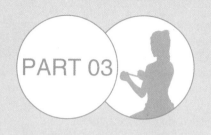

PART 03

第3步

懂得如何结合力量训练和有氧运动

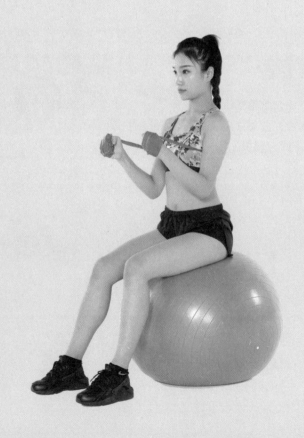

力量训练的必要性

不同类型的人群，健身的目的也有所不同。有的人并不肥胖，也不想拥有很多肌肉，只是想要自己的身姿更加挺拔、曲线更加紧实；有的人急于减掉脂肪，改变身体形态，摆脱肥胖带来的身体亚健康状态；还有的人具备基础运动水平，希望能够更上一层楼，锻炼出更多的肌肉和拥有更强大的体力。肥胖的问题并不仅限于热衷于大吃大喝的人群，很多人由于基础代谢能力较差，属于易胖体质，哪怕是已经控制了食物的摄入，也仍然会胖。还有一部分人因工作压力大、生活不规律而产生虚假肥胖，以及因怀孕而导致产后肥胖等，这些人采取的都是以"减脂"为首要任务的训练方式。

为什么只做有氧运动无法有效减掉肚子赘肉

有氧运动是燃烧脂肪的有效途径，但由于动作负荷小，需搭配动作负荷大的无氧训练，才能更有效地减脂。无氧训练是在身体氧供给不充分的前提下进行的训练。这种训练的运动强度大，氧供给不能满足肌肉做功需要，肌肉因此会消耗大量糖原来维持做功。因此无氧训练可防止过多的糖原转变为脂肪，起到减脂作用。同时由于运动时身体会氧亏，在运动后我们吸入的氧气，可以继续燃脂，消耗能量，起到

持续减脂的作用。故而无氧训练的减脂效果要好于有氧训练。腹部是脂肪容易堆积的部位，减脂难度大，有氧训练搭配无氧训练，会取得比较理想的效果。

在动作的选择上，最好选择全身性动作或在上肢运动、下肢运动、核心运动中各选一个动作组合成一轮练习内容，避免过度锻炼某一部位而引起一定的身体损伤。

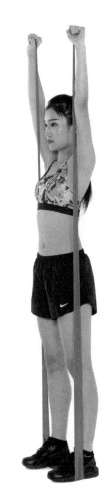

热身做起来

通过热身运动调整身体状态，避免运动损伤的发生。

开合跳

> ● **目标肌群：**
> 全身肌群。
>
> ● **动作要求：**
> 双臂向上、向外打开，在头顶完成击掌。

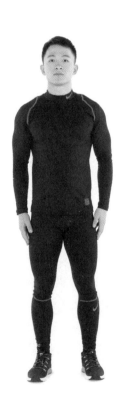 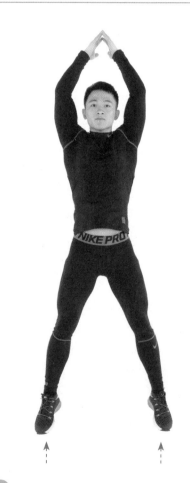

1 身体呈直立姿，双脚分开站立，与肩同宽。双臂自然垂于身体两侧，目视前方。

2 向上跳起，双腿分开，双臂向身体两侧外展并在头顶完成击掌。回到起始姿势，重复规定次数或维持规定时间。

俯卧撑蹲跳

- **目标肌群：**
全身肌群。

- **动作要求：**
动作连贯，速度不宜过快。

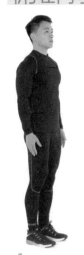

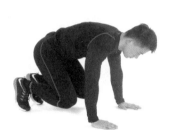

1 身体呈直立姿，双脚略分开，双臂伸直，双手自然垂于身体两侧，目视前方。屈髋屈膝下蹲，双脚脚尖、双手撑地，膝关节位于腹部下方，呈俯身姿势。双腿跳起，向后伸直，呈俯卧撑姿势。

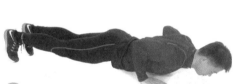

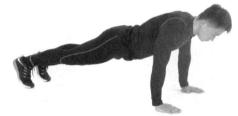

2 双臂屈肘，完成一次俯卧撑后双臂撑起。

3 双腿跳起，向前屈髋屈膝，双腿收于腹部下方。双脚蹬地，身体向上方跳起，双手于头部上方击掌。回到起始姿势，重复规定次数。

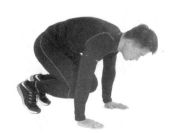

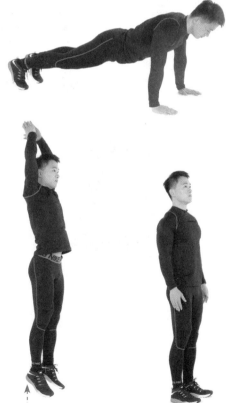

动态斜下牵引下颌

- **目标肌群：**
  胸锁乳突肌、斜方肌。

- **动作要求：**
  躯干始终保持不动，仅头部向两侧扭转，完成拉伸。

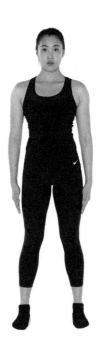
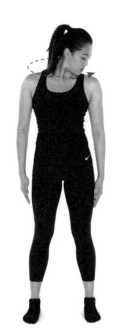

1 身体呈直立姿，双脚分开，与肩同宽，目视前方。下颌最大限度地向左侧斜下方腋窝倾斜，倾斜至目标肌肉有中等程度的牵拉感。

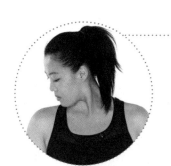

目标肌肉有牵拉感。

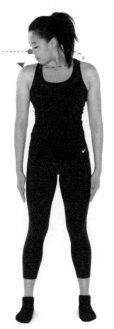
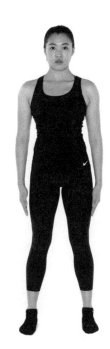

2 回到起始姿势，对侧亦然，重复规定次数。

肩胛骨俯撑

● **目标肌群：**

肩胛骨周围肌群。

● **动作要求：**

背部平直，腹部收紧，手臂支撑于肩部正下方。

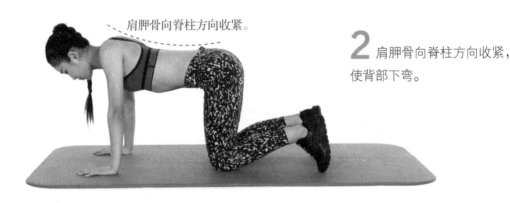

双脚脚尖撑地。

1 身体呈跪撑姿，双臂伸直支撑于肩部正下方，双腿屈髋屈膝支撑于地面，背部平直，腹部收紧。

肩胛骨向脊柱方向收紧。

2 肩胛骨向脊柱方向收紧，使背部下弯。

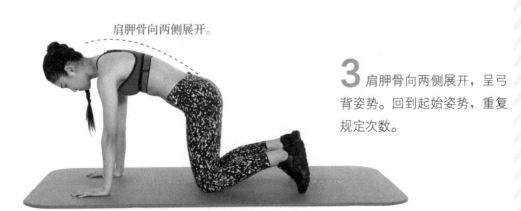

肩胛骨向两侧展开。

3 肩胛骨向两侧展开，呈弓背姿势。回到起始姿势，重复规定次数。

俯跪撑胸椎旋转

懂得如何结合力量训练和有氧运动

- **目标肌群：**
胸部肌群。

- **动作要求：**
背部平直，以胸椎为轴，旋转躯干、手臂及头部。

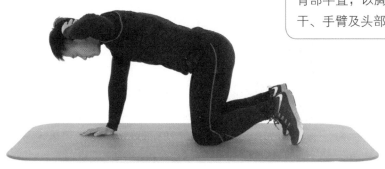

1 身体呈跪撑姿，双膝跪于地面，双脚脚尖触地，右臂伸直支撑于地面，左手放于头部左侧，背部保持平直，面部朝下。

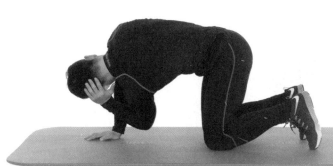

2 保持右臂、下肢及髋关节稳定，以胸椎为轴，头部及躯干向右旋转，左肘触碰右臂。

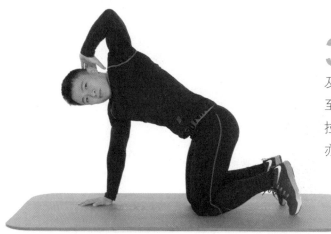

3 继续以胸椎为轴，躯干及头部向左旋转，目视左方，至躯干前部有中等程度的牵拉感。回到起始姿势，对侧亦然，重复规定次数。

俯卧超人式

> ● **目标肌群：**
> 背部肌群。
>
> ● **动作要求：**
> 保持腹部收紧，拉伸时保持均匀的呼吸。

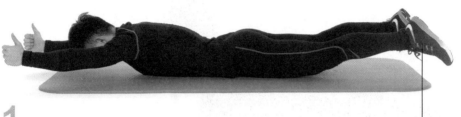

1 身体呈俯卧姿，双臂外展，上身呈 "Y" 字形，双腿伸直分开并离开地面，面部朝下。

双腿自然分开，
双脚脚背朝下。

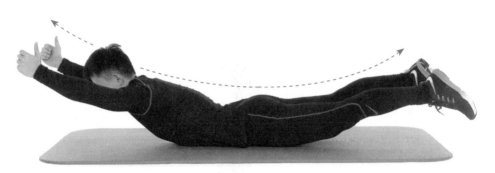

2 腰背部收缩，用双臂抬起上身的同时，双腿抬高。

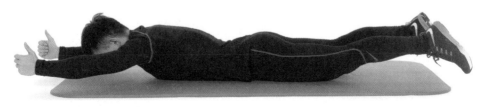

3 回到起始姿势，重复规定次数。

动态眼镜蛇式

- **目标肌群：**
腹部肌群。

- **动作要求：**
头不要过度后仰。

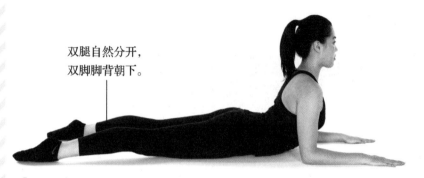

双腿自然分开，双脚脚背朝下。

1 身体呈俯卧姿，上身稍抬起，腹部贴近地面，双臂屈肘放于胸部两侧，前臂、双手支撑身体。

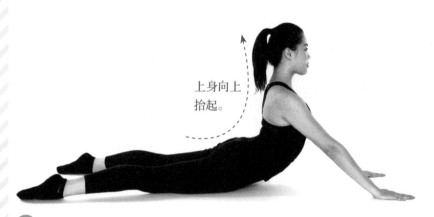

上身向上抬起。

2 双手将上身最大限度地从地面上推起，至目标肌肉有中等程度的牵拉感，重复规定次数。

小提示

腹部离开地面时呼气，回到地面时吸气。

侧弓步

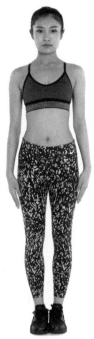

- **目标肌群：**

下肢肌群。

- **动作要求：**

保持背部平直，腹部收紧，身体有控制地向前倾。

1 身体呈站姿，双脚并拢，挺胸直背，腹部收紧，双手自然垂于身体两侧。

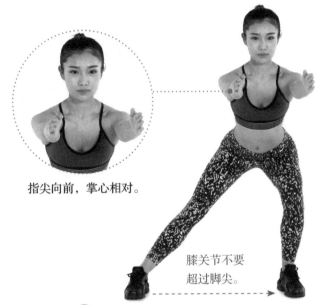

指尖向前，掌心相对。

膝关节不要超过脚尖。

2 保持右腿伸直，左腿向外跨一大步，屈髋屈膝下蹲。身体前倾，同时双臂前平举。

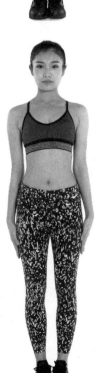

3 右脚蹬离地面，快速站起。回到起始姿势，对侧亦然，重复规定次数。

跪撑肘膝触碰

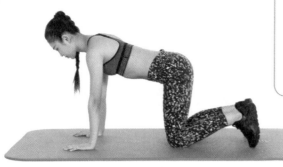

● 目标肌群：
臀部肌群、核心肌群。

● 动作要求：
背部保持平直，腹部收紧，肘膝相碰，髋关节始终处于中立位。

1 身体呈跪撑姿，双臂伸直支撑于地面，双腿屈髋屈膝跪于地面，双脚脚尖触地，背部平直，腹部收紧。

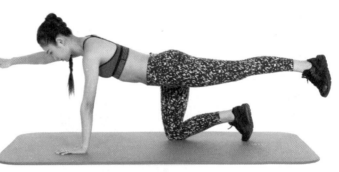

2 保持身体稳定的同时，右臂伸直沿耳边向前抬起，左腿向后伸直抬起至与地面平行。

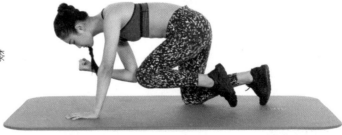

3 右臂屈肘，左腿屈膝屈髋，用右肘碰左膝。

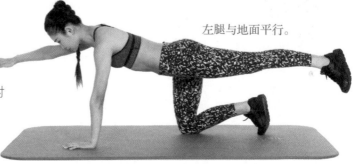

左腿与地面平行。

4 回到第2步的姿势，对侧亦然，重复规定次数。

踝关节八字跳

- **目标肌群：**
  小腿肌群。

- **动作要求：**
  保持胸部和背部挺直，感受腓肠肌得到充分拉伸。

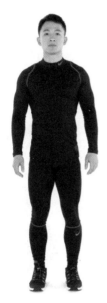

1 身体呈直立姿，双腿分开，双手自然垂于身体两侧，目视前方。

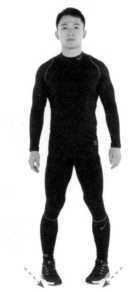

2 双脚呈八字内收，向身体左侧或右侧跳动。

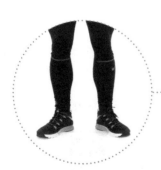

双脚脚尖向外。

3 双脚呈八字外展，向身体左侧或右侧跳动。回到起始姿势，重复规定次数或维持规定时间。

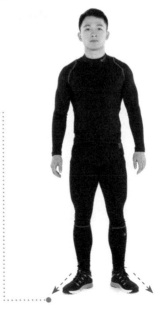

多关节力量练习

关节力量练习能使人体关节得到充分活动，同时增加肌肉力量，以保证肌肉的正常功能。

爆发力前推

- **目标肌群：**
胸部肌群、肩部肌群。

- **动作要求：**
运动过程中可伴随重心起伏增加爆发力。

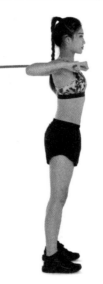

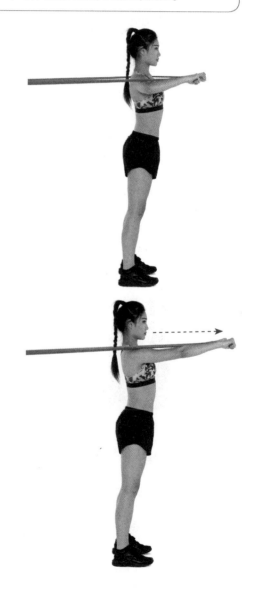

1 身体呈直立姿，双脚分开，与肩同宽。双手紧握弹力带的两端，双臂向上抬起后向内弯曲肘关节。弹力带的中部固定在身后约与肩同高的物体上，保持弹力带的张力。

2 双臂快速向前拉弹力带。

3 完全将肘部伸直。停留一下，回到起始姿势，重复规定次数。

胸前水平推

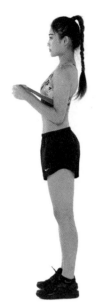

- **目标肌群：**
胸大肌、上肢肌群。

- **动作要求：**
躯干保持直立，腹部收紧，双臂向前推至水平。

1 身体呈直立姿，将弹力带中段置于背后并用双手握住两端。上臂紧贴于身体两侧，双肘弯曲，前臂平行置于身体两侧，掌心相对，保持弹力带的张力。

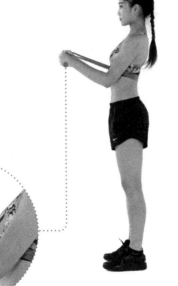

2 双臂向前推至呈前平举姿势。

双手握拳，拳心相对。

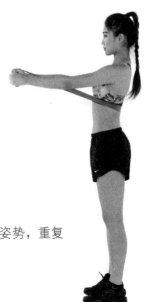

3 停留一下，回到起始姿势，重复规定次数。

双臂飞鸟

● **目标肌群:**
胸大肌。

● **动作要求:**
双臂伸直至垂直地面,双腿始终保持不动。

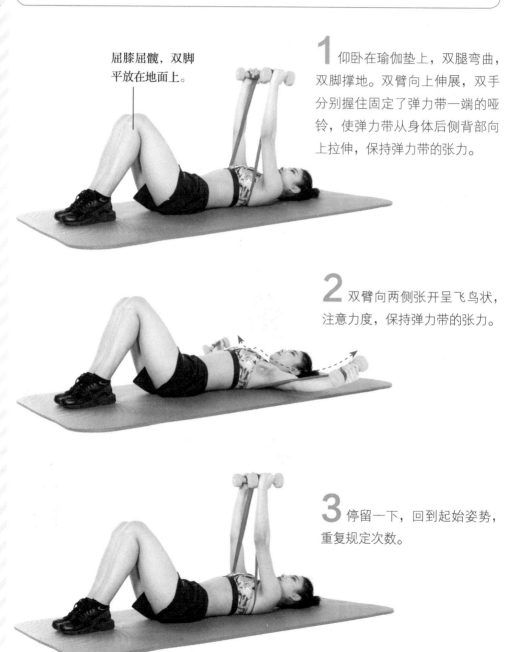

屈膝屈髋,双脚平放在地面上。

1 仰卧在瑜伽垫上,双腿弯曲,双脚撑地。双臂向上伸展,双手分别握住固定了弹力带一端的哑铃,使弹力带从身体后侧背部向上拉伸,保持弹力带的张力。

2 双臂向两侧张开呈飞鸟状,注意力度,保持弹力带的张力。

3 停留一下,回到起始姿势,重复规定次数。

双臂推举

- **目标肌群**：
上肢肌群、肩关节周围肌群。

- **动作要求**：
保持身体稳定，水平向上拉伸弹力带，目视前方。

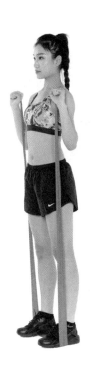 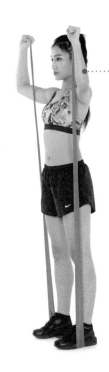 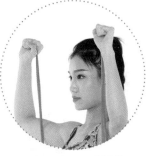

双臂屈肘，双手握拳，拳心朝外。

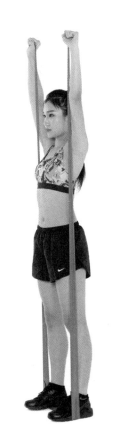

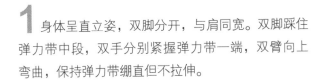

1 身体呈直立姿，双脚分开，与肩同宽。双脚踩住弹力带中段，双手分别紧握弹力带一端，双臂向上弯曲，保持弹力带绷直但不拉伸。

2 双臂向上伸展，拉伸弹力带。

3 将双臂伸展到最大限度，弹力带始终与地面接近垂直。回到起始姿势，重复规定次数。

双臂侧平举

● **目标肌群：**
肩关节周围肌群。

● **动作要求：**
保持弹力带具有一定张力，使其绷直但不拉伸，双腿始终保持不动。

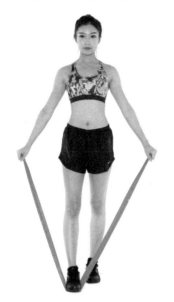 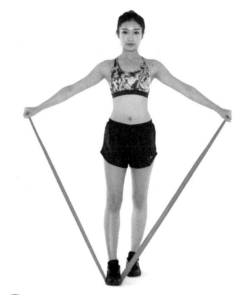

1 身体呈直立姿，双脚分开，与肩同宽。向前迈出一只脚，踩住弹力带中段，双手紧握弹力带两端，双臂向身体前外侧伸直。

2 双臂同时侧平举。

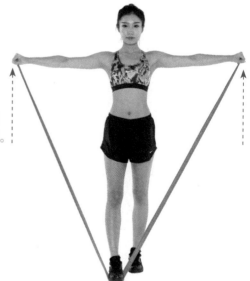

双臂向上抬起至与地面平行。

3 停留一下，回到起始姿势，重复规定次数。

双臂前平举

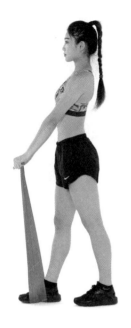

- **目标肌群：**
上肢肌群、肩关节周围肌群。
- **动作要求：**
躯干直立，双臂伸直，水平上拉弹力带。

1 身体呈直立姿，双脚分开，与肩同宽。右脚向前迈出，双手紧握弹力带两端，将弹力带中段固定在右脚下。双臂自然在体前伸直，拳心向下，保持弹力带的张力。

2 双臂同时向前平举，手臂保持伸直。

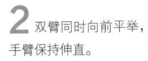

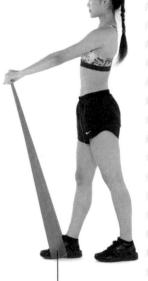

右脚踩住弹力带中段，保持不动。

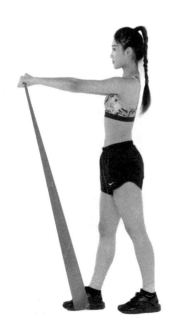

3 双臂上抬至与地面平行。停留一下，回到起始姿势，重复规定次数。

双臂基本弯举

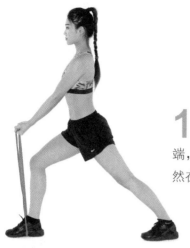

- **目标肌群：**
  肱二头肌。

- **动作要求：**
  躯干直立，双腿分开呈弓步，前脚踩住弹力带中段。

1 身体呈弓步站立，双手握紧弹力带两端，将弹力带中段固定在前脚下。双臂自然在体前伸直，保持弹力带的张力。

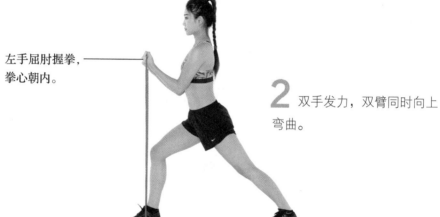

左手屈肘握拳，拳心朝内。

2 双手发力，双臂同时向上弯曲。

3 双臂弯曲至最大限度。回到起始姿势，重复规定次数。

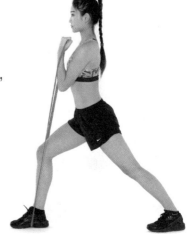

小提示

手臂向上拉伸弹力带至肘关节弯曲到最大限度。

单臂过顶屈伸臂

- **目标肌群:**
  肱三头肌。

- **动作要求:**
  一侧手从身后紧握弹力带,另一侧手臂向上弯曲,用手扶住对侧手臂肘关节。

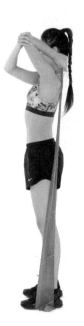
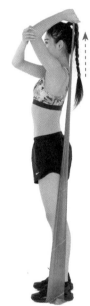

左臂上抬,向上拉伸弹力带。

1 身体呈直立姿,左手握弹力带一端并置于头后,右手扶住左肘,将弹力带另一端固定在左脚下。

2 向上伸展左侧肘关节。

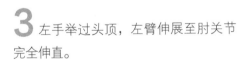
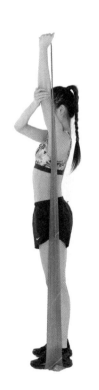
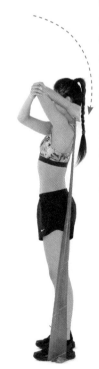

3 左手举过头顶,左臂伸展至肘关节完全伸直。

4 停留一下,回到起始姿势,对侧亦然,重复规定次数。

双臂高位后拉

- **目标肌群：**
背阔肌、斜方肌。

- **动作要求：**
躯干保持直立，目视前方，运动过程中注意肩胛骨的移动，不要耸肩。

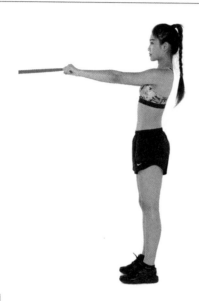

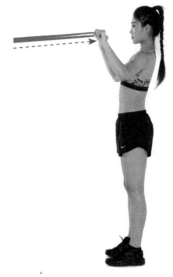

1 身体呈直立姿，双脚分开，与肩同宽。双臂向前伸展至与地面平行，双手分别紧握弹力带两端，弹力带中段固定在体前与肩等高的其他物体上。

2 双臂发力，向后拉伸弹力带。

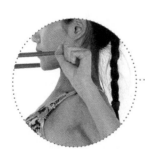

双手握拳，拳心朝外。

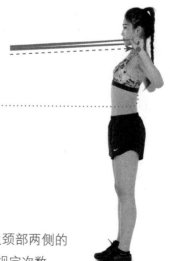

3 拉伸弹力带至双手到达颈部两侧的位置。回到起始姿势，重复规定次数。

双臂水平后拉

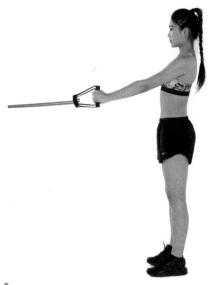

- **目标肌群**：
背阔肌、斜方肌。

- **动作要求**：
躯干直立，运动时保持身体稳定，双腿始终不动，不要耸肩。

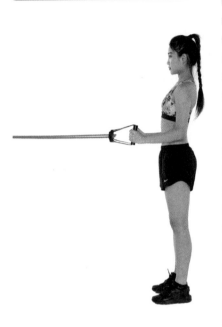

1 身体呈直立姿，双脚分开，与肩同宽。双臂向前侧斜下方伸展，双手分别紧握弹力绳手柄，弹力绳中段固定在体前与腰等高的其他物体上。

2 双臂发力，向后拉伸弹力带。

3 拉伸弹力带至双手到达腰部两侧的位置。回到起始姿势，重复规定次数。

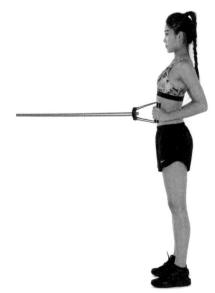

小提示

后拉时呼气，恢复时吸气。

双臂俯身后拉

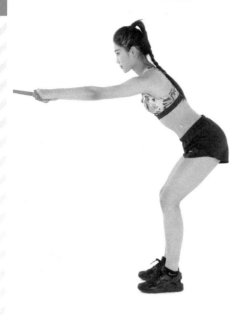

- **目标肌群：**

胸部肌群、背部肌群。

- **动作要求：**

先将弹力带后拉至膝关节两侧，接着将弹力带后拉至髋关节两侧。

1 身体略微下蹲，大腿与地面呈45度，双脚分开，与肩同宽。躯干向前倾斜至髋关节呈90度，双臂向前伸展至与地面平行。双手分别紧握弹力带两端，弹力带中段固定在体前与肩等高的其他物体上，保持弹力带绷直但不拉伸。

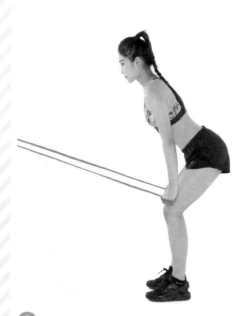

2 保持双臂伸展，向后、向下拉伸弹力带至双手到达膝关节两侧的位置。

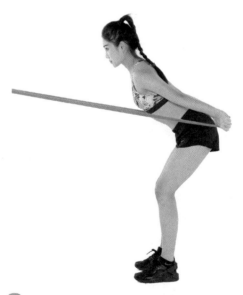

3 向后、向上拉伸弹力带至双手到达髋关节两侧的位置。回到起始姿势，重复规定次数。

单腿双臂俯身后拉

● **目标肌群**：

下肢肌群、上背部肌群。

● **动作要求**：

核心收紧，保持髋关节稳定，确保身体平衡。

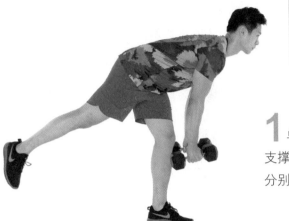

1 单脚站立，屈髋屈膝，使身体前屈，支撑腿膝关节微屈，离地腿后抬。双手分别持握哑铃自然下放，掌心相对。

2 双臂发力向上拉哑铃。

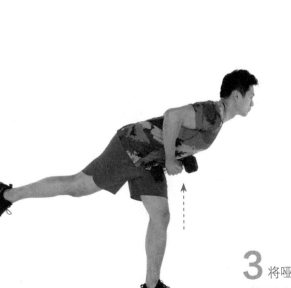

3 将哑铃拉至躯干两侧。停留一下，回到起始姿势，重复规定次数。

47

弓步前蹲接哑铃弯举深蹲

● **目标肌群：**
下肢肌群、肱二头肌。

动作要求：
保持核心稳定，膝关节和脚尖始终一致向前。

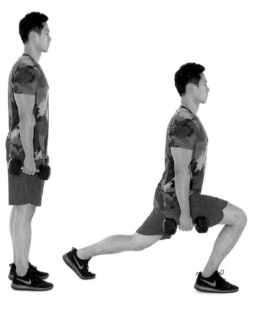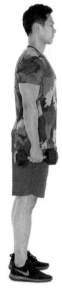

1 身体呈直立姿，双脚分开，与肩同宽。双手各握一只哑铃，双臂自然垂于身体两侧，掌心相对。

2 一侧脚向前迈出一大步，然后身体尽可能降低。

3 停留一下，回到起始姿势。

4 双臂屈肘向上弯举哑铃，保持身体直立。

5 保持身体姿势进行深蹲，直至大腿与地面平行。

6 回到起始姿势，对侧亦然，重复规定次数。

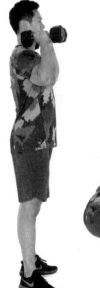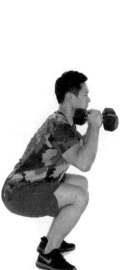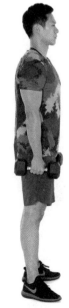

上斜前弓步

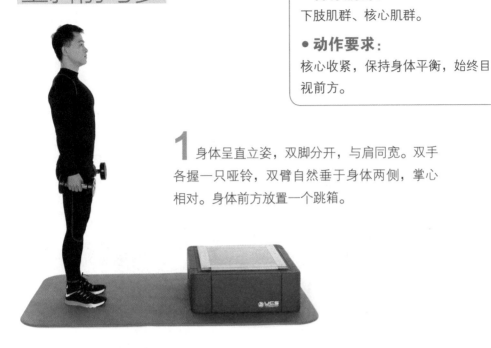

● **目标肌群：**
下肢肌群、核心肌群。

● **动作要求：**
核心收紧，保持身体平衡，始终目视前方。

1 身体呈直立姿，双脚分开，与肩同宽。双手各握一只哑铃，双臂自然垂于身体两侧，掌心相对。身体前方放置一个跳箱。

小提示

迈出的腿呈弓步姿势，大腿与小腿的夹角为90度，支撑腿伸直，保持身体稳定。

在做弓步时，膝关节尽量不要超过脚尖。

2 向前迈出一条腿，踩在跳箱上，慢慢降低身体，做弓步。停留一下，回到起始姿势，对侧亦然，重复规定次数。

49

双腿臀桥

● **目标肌群：**
臀部肌群、腘绳肌。

● **动作要求：**
核心收紧，保持躯干稳定，双脚始终不离开地面。

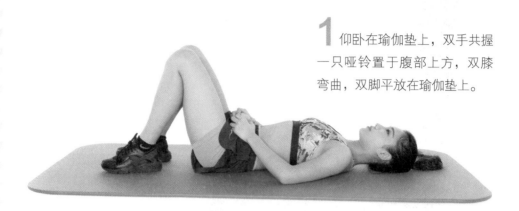

1 仰卧在瑜伽垫上，双手共握一只哑铃置于腹部上方，双膝弯曲，双脚平放在瑜伽垫上。

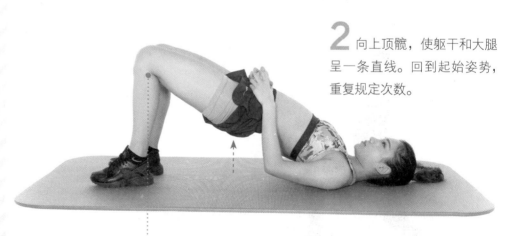

2 向上顶髋，使躯干和大腿呈一条直线。回到起始姿势，重复规定次数。

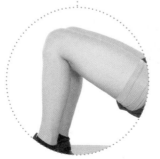

大腿与小腿的夹角约为90度。

小提示

顶髋时躯干和大腿保持在一条直线上，收紧臀部，双脚保持身体稳定。

单腿臀桥

- **目标肌群：**
核心肌群、臀部肌群、腘绳肌。

- **动作要求：**
核心收紧，保持躯干和大腿在一条直线上。

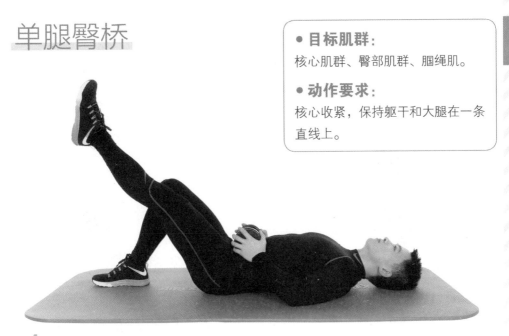

1 身体呈仰卧姿，双手共握一只哑铃置于腹部上方。支撑腿屈膝撑地，另一条腿伸直抬起，脚尖向上。

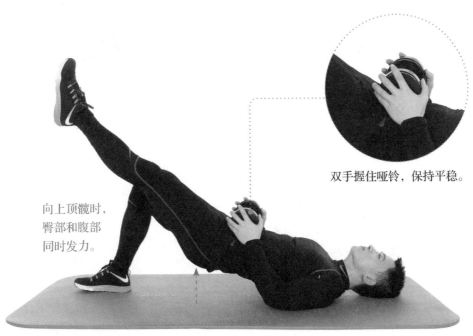

向上顶髋时，臀部和腹部同时发力。

双手握住哑铃，保持平稳。

2 向上顶髋，同时向前、向上伸展抬起的腿，使躯干与大腿在一条直线上。回到起始姿势，对侧亦然，重复规定次数。

基本深蹲

● **目标肌群**：

臀部肌群、腘绳肌。

● **动作要求**：

双臂始终保持伸直，深蹲时注意膝关节不能超过脚尖。

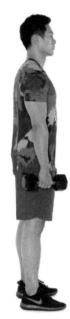

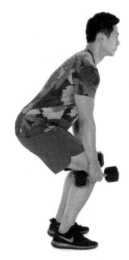

1 身体呈直立姿，双脚分开，略比肩宽。双手各握一只哑铃，双臂自然垂于身体两侧，掌心相对。

2 身体前倾，屈髋屈膝，双腿下蹲。

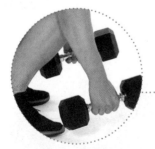

双手握住哑铃，置于脚尖前。

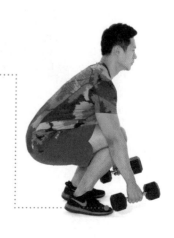

3 下蹲至大腿与地面接近平行。停留一下，回到起始姿势，重复规定次数。

相扑深蹲

- **目标肌群**:
  臀部肌群、腘绳肌。

- **动作要求**:
  保持核心收紧,运动过程中始终挺胸抬头。

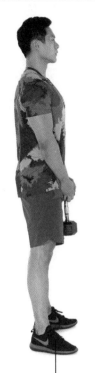

1 身体呈直立姿,双脚分开,略比肩宽,脚尖微外旋。双手共握一只哑铃的一端,置于身体前侧。

双脚自然分开,始终保持不动。

2 身体前倾,背部保持挺直,双腿屈膝下蹲。

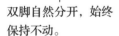

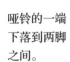

哑铃的一端下落到两脚之间。

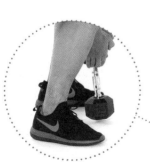

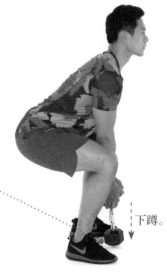

下蹲。

3 下蹲至大腿与地面接近平行。停留一下,回到起始姿势,重复规定次数。

53

托铃深蹲

- **目标肌群：**
  臀部肌群、腘绳肌。

- **动作要求：**
  目视前方，双手握紧哑铃保持在胸前位置，膝关节方向与脚尖方向一致。

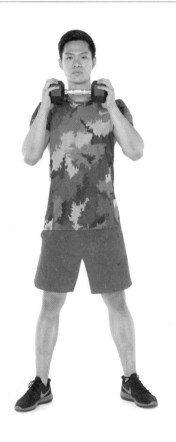

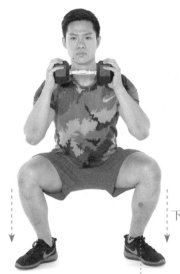

下蹲。

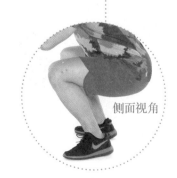

侧面视角

1 身体呈直立姿，双脚分开，略比肩宽，脚尖微外旋。双手握住哑铃置于胸前。

2 背部保持挺直，双腿屈膝下蹲至大腿与地面平行。回到起始姿势，重复规定次数。

哑铃深蹲接上举

- **目标肌群：**
  臀部肌群、腘绳肌、肱二头肌、肩关节周围肌群。

- **动作要求：**
  躯干直立，目视前方，下蹲过程中膝关节不超过脚尖。

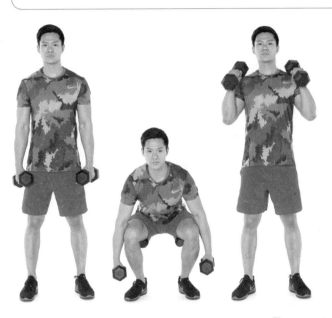

1 身体呈直立姿，双脚分开，与肩同宽。双手各握一只哑铃，双臂自然垂于身体两侧，掌心相对。

2 双腿屈膝下蹲至大腿与地面接近平行。

3 起身的同时将双臂向上抬起，将哑铃置于两肩。

双手握紧哑铃，拳心朝外，充分伸直手臂。

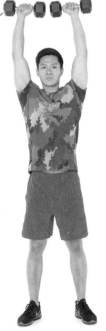

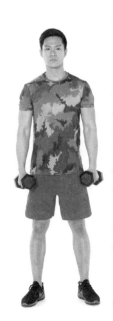

4 双臂向上伸直，将哑铃举过头顶，使双臂得到最大限度的伸展。

5 回到起始姿势，重复规定次数。

高尔夫深蹲

● 目标肌群:
臀部肌群、核心肌群。

● 动作要求:
整个过程保证核心收紧,帮助控制身体平衡;下蹲时膝关节不能超过脚尖。

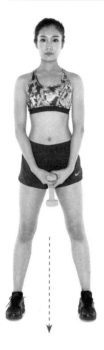
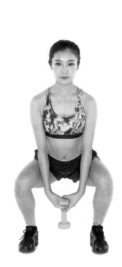

1 身体呈直立姿,双脚分开,与肩同宽。双手共握一个哑铃的一端,置于身前。

2 屈髋屈膝,下蹲至大腿与地面接近平行。哑铃随之下移。

3 起身的同时向前伸髋并向右旋转身体,向上挥动哑铃至双臂伸直,左脚跟离地。回到起始姿势,对侧亦然,重复规定次数。

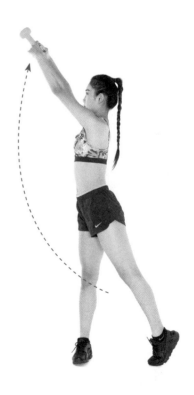

小提示

向右转体挥动哑铃时,双臂向右上方伸直,动作要连贯,利用惯性完成动作。

深蹲跳

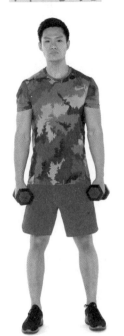

- **目标肌群：**
  臀部肌群、核心肌群。

- **动作要求：**
  保持核心收紧，运动过程中始终挺胸抬头。

1 身体呈直立姿，双脚分开，与肩同宽。双手各握一只哑铃，双臂自然垂于身体两侧，掌心相对。

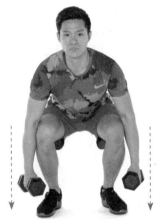

下蹲。

2 向下深蹲至大腿与地面接近平行。

双臂自然下垂，双手握紧哑铃置于身体两侧。

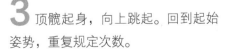

3 顶髋起身，向上跳起。回到起始姿势，重复规定次数。

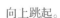

向上跳起。

57

基本硬拉

● 目标肌群:
臀部肌群、腘绳肌。

● 动作要求:
下蹲时膝盖不超过脚尖。

1 俯身,屈髋屈膝,双手各握一只哑铃,双臂垂于身体前侧,掌心向后,哑铃贴近地面。

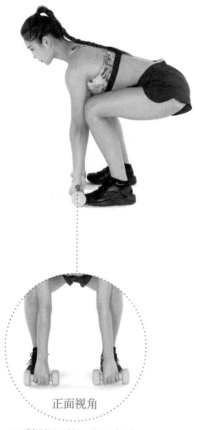

正面视角

双手握住哑铃,掌心向后。

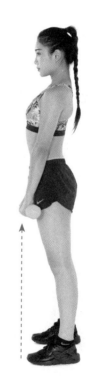

2 背部保持挺直,臀部发力,向前挺髋,将哑铃沿着胫骨向上拉起,膝关节伸直。停留一下,回到起始姿势,重复规定次数。

直腿硬拉

● **目标肌群:**

臀部肌群、腘绳肌、肱二头肌、肩关节周围肌群。

● **动作要求:**

背部挺直,核心收紧,双脚始终保持不动。

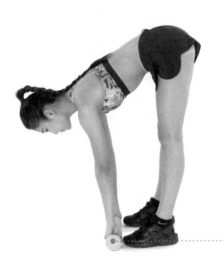

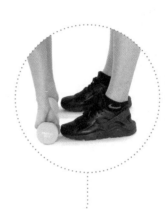

双手握住哑铃,置于脚尖前方。

1 屈髋俯身,膝关节伸直,双手各握一只哑铃,双臂垂于身体前侧,位于肩关节下方,掌心向后。

2 停留一下,臀部发力,伸髋,至直立姿。回到起始姿势,重复规定次数。

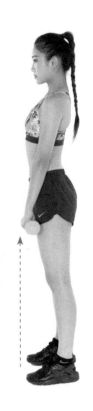

小提示

动作过程中保持腹部收紧、背部平直、双腿伸直。

相扑硬拉

● **目标肌群：**
臀部肌群、腘绳肌。

● **动作要求：**
保持核心收紧，挺胸抬头。

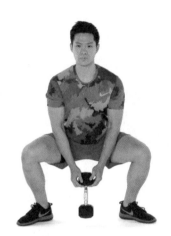

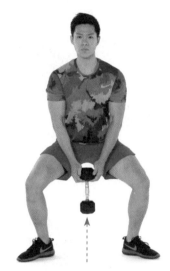

1 双脚分开，比肩宽。屈髋屈膝，向前俯身，双手共握一只哑铃的一端，置于身体前侧。

2 臀部发力，伸髋伸膝。

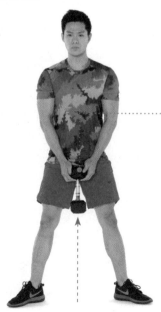

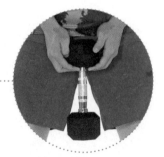

双手握住哑铃的一端，掌心相对。

3 双腿完全伸展，身体呈直立姿。停留一下，回到起始姿势，重复规定次数。

单腿罗马尼亚硬拉

- **目标肌群：**
  臀部肌群、下肢肌群。

- **动作要求：**
  保持核心收紧，背部平直，骨盆始终处于中立位。

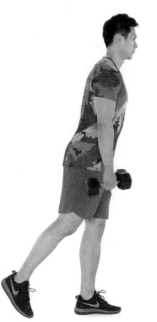

1 双手各握一只哑铃，双臂垂于身体两侧，掌心相对。向后抬起一只脚，单脚站立。

2 向前俯身，后侧脚向后、向上抬。

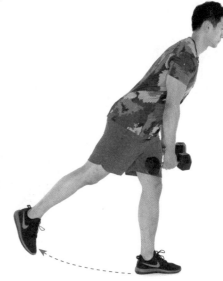

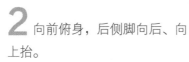

双手握住哑铃，重心下移，
—— 肘关节微屈，保持平衡。

3 后侧脚继续上抬，向前俯身，至背部与地面平行，双臂下垂。停留2~3秒后，回到起始姿势，对侧亦然，重复规定次数。

单臂抓举

● 目标肌群：
全身肌群。

● 动作要求：
动作连贯，利用惯性完成动作，始终目视前方。

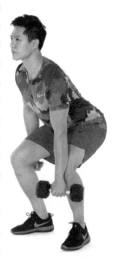

1 身体呈直立姿，双脚分开，与肩同宽。
左手握一只哑铃，置于身体前侧，掌心向
后。屈髋屈膝，使哑铃降低至膝关节下方。

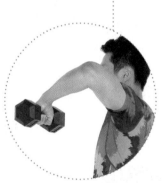

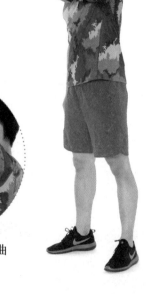

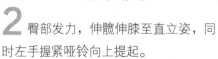
左手握哑铃，左肘弯曲
并向上抬起。

2 臀部发力，伸髋伸膝至直立姿，同
时左手握紧哑铃向上提起。

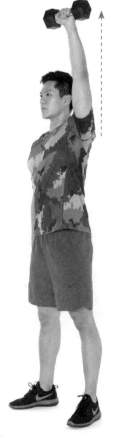

3 手臂向上伸直，将哑铃举至头顶上方。
回到起始姿势，对侧亦然，重复规定次数。

双臂深挺举

● **目标肌群：**
全身肌群。

● **动作要求：**
躯干直立，动作连贯，利用惯性完成动作。

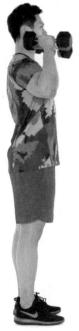

1 身体呈直立姿，双手握哑铃放在肩部前上方，掌心相对。

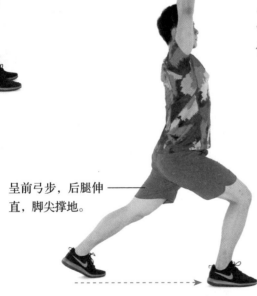

2 向前迈出一条腿呈弓步，重心下移同时将哑铃举过头顶。

3 弓步起身。回到起始姿势，对侧亦然，重复规定次数。

呈前弓步，后腿伸直，脚尖撑地。

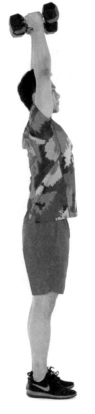

小提示

在上举哑铃时，要全身发力，一口气将哑铃举过头顶。

63

侧举弓步

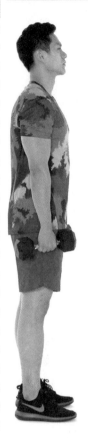

1 身体呈直立姿,双脚分开,与肩同宽。双手各握一只哑铃,双臂自然垂于身体两侧,掌心相对。

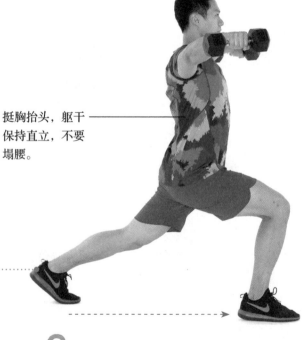

挺胸抬头,躯干保持直立,不要塌腰。

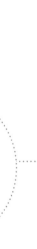

呈前弓步,后腿向后伸直,脚尖撑地。

2 向前迈出一条腿呈弓步,同时双臂向两侧抬起做侧平举。停留一下,回到起始姿势,对侧亦然,重复规定次数。

哑铃俯卧撑

- **目标肌群：**
胸部肌肉、核心肌群。

- **动作要求：**
牵拉时保持背部平直，腹部收紧，双手握住哑铃并将其置于地面。

双脚自然分开与肩同宽，双脚脚尖撑地。

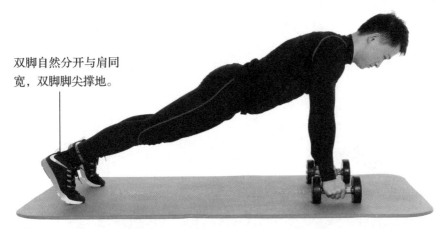

1 双手各握一只哑铃，放在瑜伽垫上，手臂伸直，脚尖撑地，身体呈一条直线。

双臂向下弯曲。

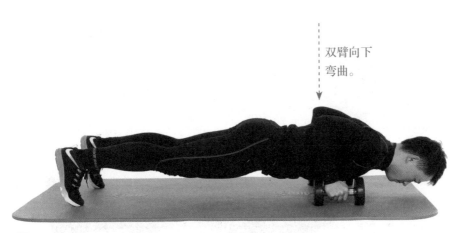

2 屈臂，降低身体，至胸部几乎碰到瑜伽垫。停留一下，回到起始姿势，重复规定次数。

腹部动作

针对腹部肌肉进行训练，提高腹部肌肉的力量和耐力。

仰卧起坐

● **目标肌群**：
腹直肌。

● **动作要求**：
利用腹部肌肉收缩，带动上身前屈。双脚脚跟始终紧贴地面，保持身体稳定，颈部不要发力。

双臂交叉于胸前。

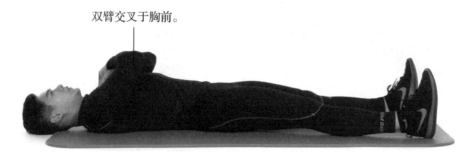

1 身体呈仰卧姿，双腿伸直分开，双脚脚跟着地，背部紧贴地面，双臂交叉抱胸。

上身向上抬起。

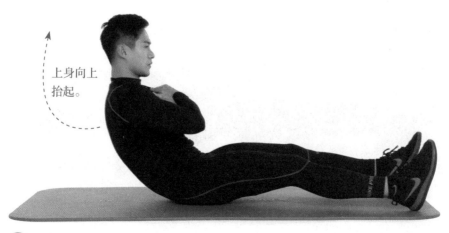

2 颈部上抬的同时屈髋卷腹，将背部抬离地面。回到起始姿势，重复规定次数。

仰卧起坐-双膝弯曲

- **目标肌群:**
腹直肌。

- **动作要求:**
颈部不要发力,双脚保持固定,切勿抬离地面。

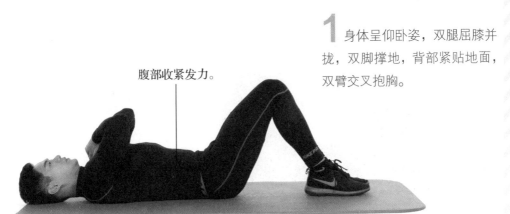

腹部收紧发力。

1 身体呈仰卧姿,双腿屈膝并拢,双脚撑地,背部紧贴地面,双臂交叉抱胸。

2 屈髋卷腹,将上背部抬离地面。回到起始姿势,重复规定次数。

双脚并拢撑地。

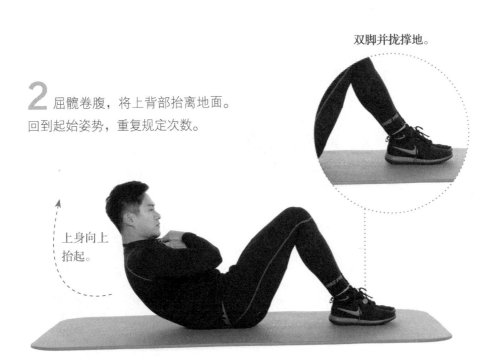

上身向上抬起。

仰卧起坐-单膝弯曲

● **目标肌群:**
腹直肌。

● **动作要求:**
双腿分开,一侧腿伸直,脚尖向上,脚跟着地;另一侧腿弯曲,脚掌撑地。

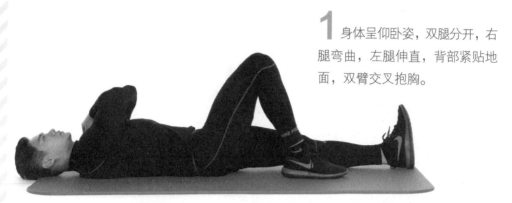

1 身体呈仰卧姿,双腿分开,右腿弯曲,左腿伸直,背部紧贴地面,双臂交叉抱胸。

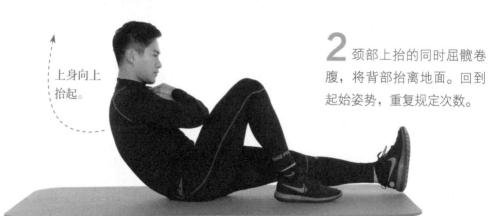

上身向上抬起。

2 颈部上抬的同时屈髋卷腹,将背部抬离地面。回到起始姿势,重复规定次数。

小提示

上身抬起时,腹部收紧发力,双腿保持原有姿势。

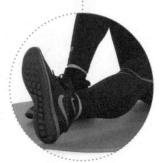

左腿伸直,脚跟着地。

仰卧起坐-单腿屈膝交叉抬起

- **目标肌群：**
  腹直肌。

- **动作要求：**
  一侧腿屈膝搭于另一侧腿上，屈髋卷腹，上身向上抬起。

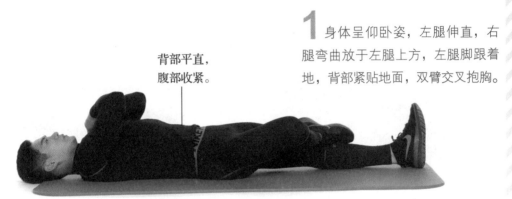

1 身体呈仰卧姿，左腿伸直，右腿弯曲放于左腿上方，左腿脚跟着地，背部紧贴地面，双臂交叉抱胸。

背部平直，腹部收紧。

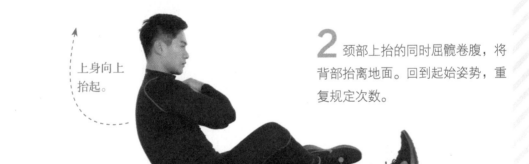

2 颈部上抬的同时屈髋卷腹，将背部抬离地面。回到起始姿势，重复规定次数。

上身向上抬起。

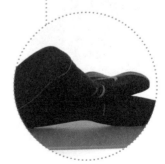

右脚放于左腿上方。

小提示

上身向上抬起时，保持身体稳定，避免身体左右晃动，出现借力的情况。

仰卧-转动双腿

● **目标肌群：**
腹直肌。

● **动作要求：**
动作过程中，保持背部平直，腹部收紧，双手掌心朝下支撑于地面。

双脚悬空于地面。

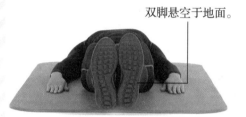

上身保持不动，双腿并拢向上、向左转动。

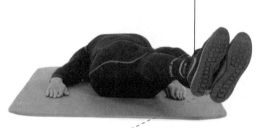

1 身体呈仰卧姿，双臂放于身体两侧，手掌支撑地面。双腿伸直并拢，脚跟抬离地面。

2 双腿首先向上、向左转动，接着以顺时针方向旋转。

双腿并拢回到中间位置。

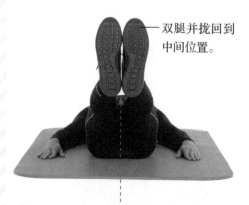

双腿并拢向上、向右转动。

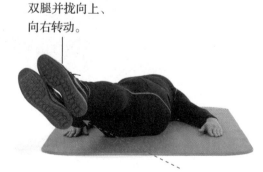

3 双腿并拢回到中间位置，随后双腿向正上方抬起。

4 向上、向右转动双腿，回到起始姿势。重复规定次数。

仰卧半程卷腹

- **目标肌群：**
腹直肌。

- **动作要求：**
动作过程中配合呼吸，卷腹时呼气，还原时吸气。

1 身体呈仰卧姿，双腿屈膝约90度，双脚撑地。双臂向上弯曲，双手握紧置于头部下方的弹力带一端，弹力带另一端固定于臀部下方。

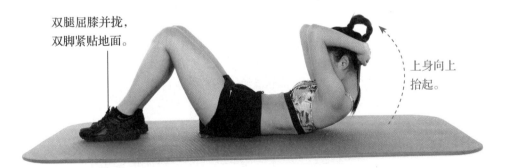

2 保持身体稳定，上身向上抬起呈半卷腹姿势，头部垂直于地面。回到起始姿势，重复规定次数。

双腿屈膝并拢，
双脚紧贴地面。

上身向上
抬起。

小提示

卷腹过程中，颈部不要发力。

71

仰卧基本卷腹

● **目标肌群：**
腹直肌。

● **动作要求：**
双脚放于地面，向上卷腹，肩部抬离地面。

1 身体呈仰卧姿，双腿并拢，膝关节弯曲。双手紧握哑铃两端，手臂弯曲，将哑铃置于胸前。

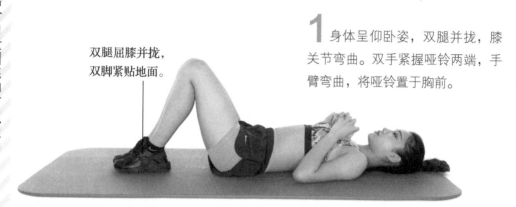

双腿屈膝并拢，双脚紧贴地面。

2 保持膝关节角度不变，上身向上抬起，完成卷腹动作。回到起始姿势，重复规定次数。

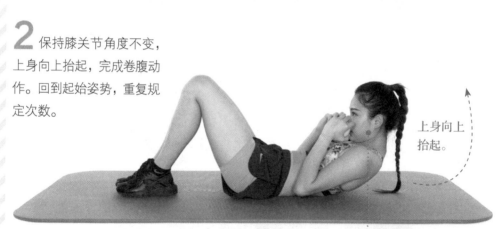

上身向上抬起。

小提示

动作过程中配合呼吸，卷腹时呼气，还原时吸气。

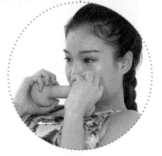

上身向上抬起之后，面部贴近哑铃。

仰卧循环卷腹

- **目标肌群:**
  腹直肌。

- **动作要求:**
  向上卷腹,肩部抬离地面。

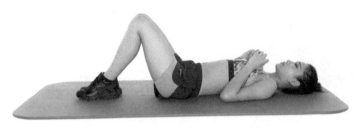

1 身体呈仰卧姿,双腿并拢,膝关节弯曲约90度。双手紧握哑铃两端,手臂弯曲,将哑铃置于胸前。

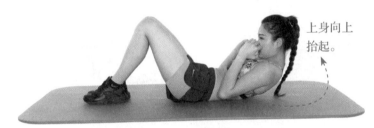

上身向上抬起。

2 向上卷腹,肩部抬离地面。

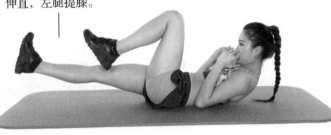

左、右腿悬空,右腿伸直,左腿提膝。

3 双腿抬起,左腿向上屈膝,右腿向前伸直。

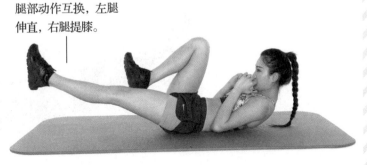

腿部动作互换,左腿伸直,右腿提膝。

4 双腿交替迈步各一次。回到起始姿势,重复规定次数。

剪式抬腿卷腹

> ● **目标肌群：**
> 腹直肌。
>
> ● **动作要求：**
> 腹部保持紧张，保持下颌与颈部的夹角，肩部抬离地面。

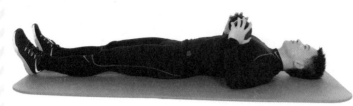

1 身体呈仰卧姿，双手握哑铃，置于胸前。

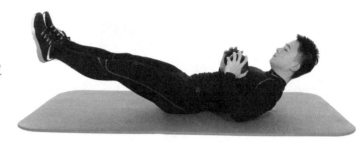

2 向上卷腹，同时双腿向上抬起。

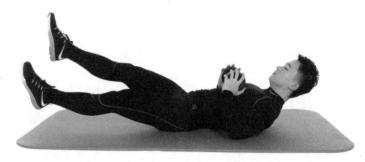

3 保持肩部及头部抬离地面，双腿交替上抬。

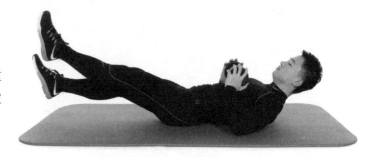

4 回到起始姿势，重复规定次数或维持规定时间。

仰卧直腿卷腹

● **目标肌群：**
腹直肌。

● **动作要求：**
收紧腹部，将注意力集中在腹部，用腹部的力量将上身抬离地面。

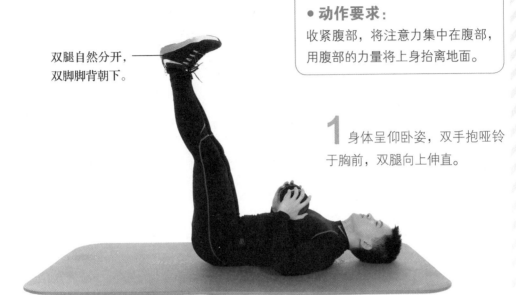

双腿自然分开，双脚脚背朝下。

1 身体呈仰卧姿，双手抱哑铃于胸前，双腿向上伸直。

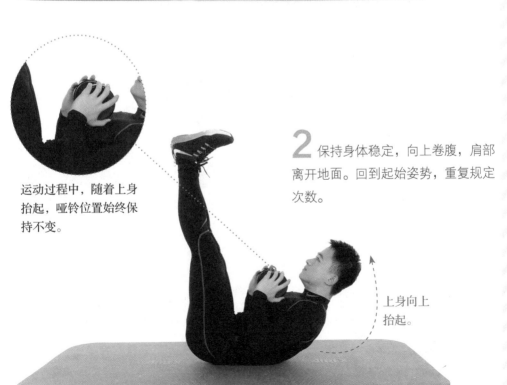

运动过程中，随着上身抬起，哑铃位置始终保持不变。

2 保持身体稳定，向上卷腹，肩部离开地面。回到起始姿势，重复规定次数。

上身向上抬起。

腰部两侧动作

针对腰部两侧肌肉进行训练，增强肌肉力量。

侧桥

> ● **目标肌群：**
> 核心肌群。
>
> ● **动作要求：**
> 身体呈一条直线，支撑手臂的肘部位于肩部正下方，腹部收紧。

身体呈侧卧姿，双腿伸直，右脚支撑于地面，右臂屈肘约90度，支撑于肩部正下方，背部平直，腹部收紧；躯干抬起至身体呈一条直线；回到起始姿势，对侧亦然，维持规定时间。

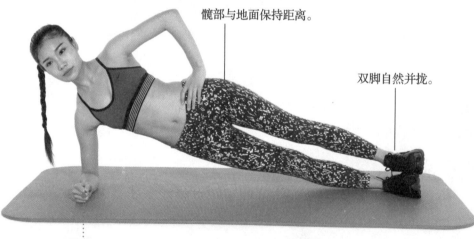

髋部与地面保持距离。

双脚自然并拢。

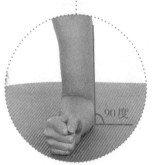

90度

肘部支撑身体，上臂与地面呈90度。

小提示

髋关节不可弯曲。保持脊柱呈中立位，身体呈一条直线。

腰部扭转

- **目标肌群：**
  腹外斜肌、腹内斜肌。

- **动作要求：**
  屈髋向上卷腹，保持腹部核心肌肉收紧，上身向左右两侧转动。

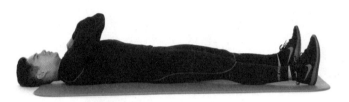

1 身体呈仰卧姿，双腿伸直分开，脚后跟着地，背部紧贴地面，双臂交叉抱胸。

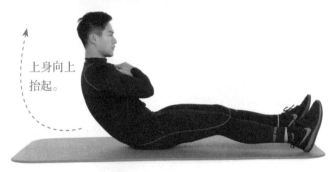

上身向上抬起。

2 腹部收紧，屈髋卷腹，上身向上抬起。

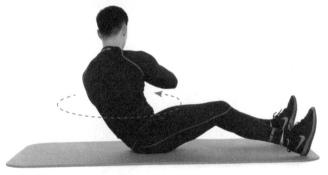

3 上身向左转动，膝关节略微弯曲，回到起始姿势。

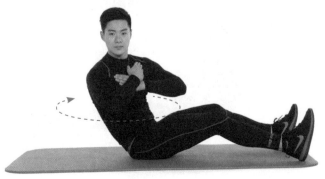

4 上身向右转动。回到起始姿势，重复规定次数。

77

仰卧起坐旋转

- **目标肌群：**
  腹外斜肌、腹内斜肌。

- **动作要求：**
  屈髋卷腹，保持腹部核心肌肉收紧，上身进行旋转。

双腿自然分开。

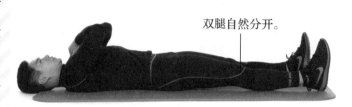

1 身体呈仰卧姿，双腿伸直，双脚分开至与肩同宽，脚后跟着地，背部紧贴地面，双臂交叉抱胸。

上身向上抬起。

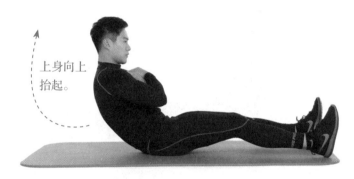

2 屈髋卷腹，上身抬离地面，双腿微屈。

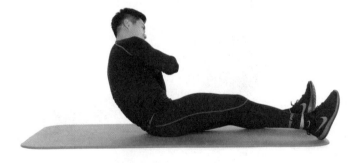

3 上身沿逆时针方向旋转。

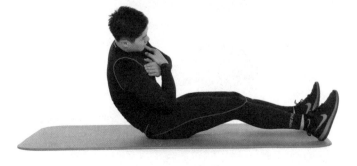

4 上身沿顺时针方向旋转。回到起始姿势，重复规定次数。

巴西式卷腹

● **目标肌群**：
腹外斜肌、腹内斜肌。

● **动作要求**：
保持背部平直，腹部收紧，双手掌心朝下支撑于地面，位于肩部正下方。

双腿自然分开，
双脚脚尖撑地。

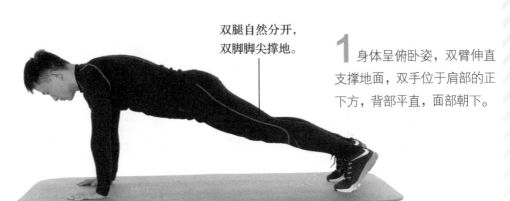

1 身体呈俯卧姿，双臂伸直支撑地面，双手位于肩部的正下方，背部平直，面部朝下。

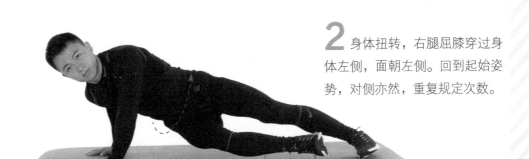

2 身体扭转，右腿屈膝穿过身体左侧，面朝左侧。回到起始姿势，对侧亦然，重复规定次数。

右腿移动时，与地面保持一定距离。

小提示

双臂伸直，腹部核心收紧，转体时腹外斜肌、腹内斜肌有明显的拉伸感。

坐姿躯干旋转

> ● **目标肌群**:
>
> 腹外斜肌、腹内斜肌。
>
> ● **动作要求**:
>
> 背部挺直,左右旋转,双腿始终保持不动。

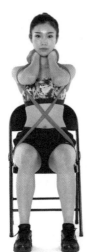

1 坐于训练椅上,将弹力带置于臀部下方,双腿弯曲90度,双脚支撑身体,双手分别紧握弹力带一端并置于颈部两侧,使弹力带在身前进行交叉,保持弹力带绷直但不拉伸。

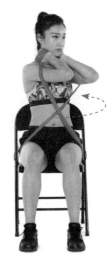

2 保持手臂姿势不变,上身向左侧转动约45度。

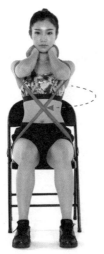

3 上身向右侧转动,回到起始姿势。

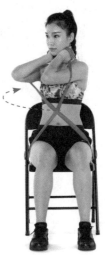

4 再次向右侧转动上身。回到起始姿势,重复规定次数。

站立侧弯

- **目标肌群：**
  侧腹部肌群。

- **动作要求：**
  上身侧屈至最大限度，双腿始终保持不动。

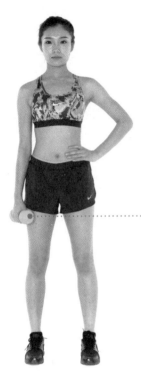

1 身体呈直立姿，单手握哑铃，同侧手臂自然下垂，另一侧手臂扶在腰部。

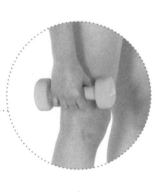

右手握住哑铃后，掌心朝内，置于大腿侧边。

2 双腿保持不动，握哑铃的手臂向同侧膝关节移动，上身向同侧侧屈。回到起始姿势，对侧亦然，重复规定次数。

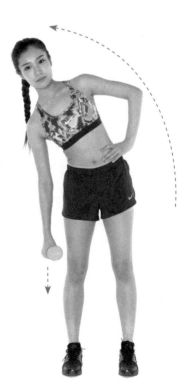

小提示

保持身体姿势不变，上身侧屈，感受腹部肌肉有明显的牵拉感。双腿始终保持不动。

站姿旋转下砍

- **目标肌群：**
侧腹部肌群。

- **动作要求：**
双臂伸直，核心、上肢主动发力，带动身体"下砍"。

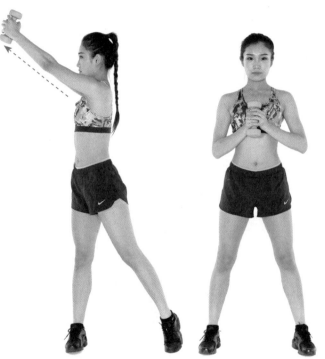

1 身体呈直立姿，双手握一只哑铃，放于身体斜上方，身体略向哑铃方向旋转。

2 核心、上肢主动发力，双臂屈肘，将哑铃拉至胸前。

3 向斜下方移动哑铃，屈髋屈膝以降低重心，身体随哑铃旋转。回到起始姿势，对侧亦然，重复规定次数。

小提示

背部挺直，腹部收紧，过程中感受侧腹部的拉伸感。

俄罗斯转体

- **目标肌群：**
  腹外斜肌、腹内斜肌。

- **动作要求：**
  保持背部平直，腹部收紧，双腿保持不动，主动转体。

双腿并拢，略微屈膝。

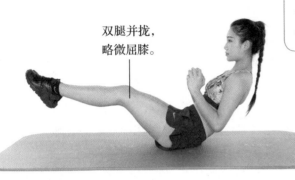

1 身体呈坐姿，膝关节微屈，双脚并拢，向上抬起，双手握一只哑铃于胸前。

2 保持身体姿势不变，上身向左侧旋转，同时哑铃移至身体左侧。

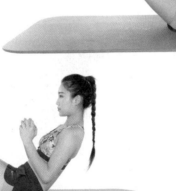

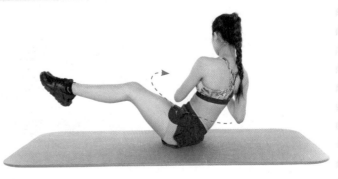

3 上身向右侧旋转，回到起始姿势。

4 继续向右侧转体，稍做停顿。回到起始姿势，重复规定次数。

仰卧抬腿转髋

- **目标肌群:**
  腹内斜肌。

- **动作要求:**
  双臂落于身体两侧撑地，保持身体稳定。

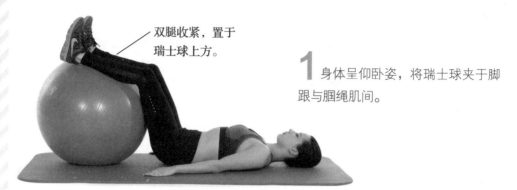

双腿收紧，置于瑞士球上方。

1 身体呈仰卧姿，将瑞士球夹于脚跟与腘绳肌间。

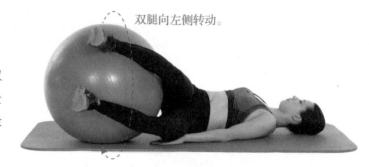

双腿向左侧转动。

2 保持身体稳定，双腿略微分开，夹紧瑞士球后，向左侧转髋至最大限度。

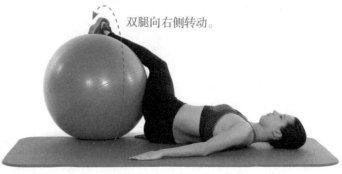

双腿向右侧转动。

3 向右侧转髋至最大限度。回到起始姿势，重复规定次数。

下斜夹球转髋

● **目标肌群：**
腹内斜肌。

● **动作要求：**
上身保持不动，保持身体稳定，分别向两侧转髋。

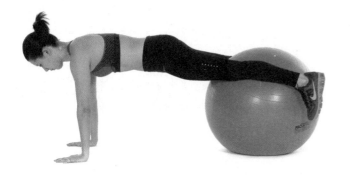

1 小腿分开，置于瑞士球中部偏上方，双手撑地呈俯卧撑姿势，双手置于肩部正下方，保持身体呈一条直线。

2 保持上身不动，髋部与双腿向右侧旋转约45度。

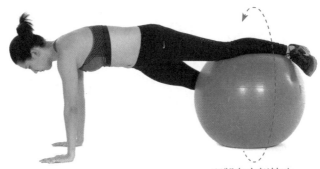

双腿向右侧转动。

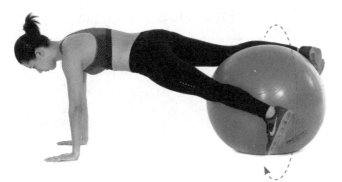

3 髋部与双腿向左侧旋转约45度。回到起始姿势，重复规定次数。

双腿向左侧转动。

85

结合有氧运动，提升减脂效率

无氧运动是在身体氧供给不充分的前提下进行的运动。无氧运动时会消耗大量糖原，可防止过多的糖原转变为脂肪；同时无氧运动时身体会氧亏，在运动后我们吸入的氧气，可以继续燃脂消耗能量，促使体温降低，达到减脂的目的，并且减脂效果要好于有氧运动。那么对于减脂瘦身人群来说，是不是就不需要有氧运动了呢？显然答案是否定的。在整个减脂瘦身过程中，有氧运动与无氧运动一样，都不可缺少。

无氧运动的减脂效果虽好，但无氧运动是在肌肉缺氧状态下进行的剧烈运动，速度高，强度大，运动过程中会产生很多乳酸，乳酸滞留在肌肉内，会造成肌肉酸疼，所以这种运动不能长时间进行下去。而且无氧运动进行的时间越长，身体越累，锻炼动作越容易做不到位。这样不但锻炼效果打折，还容易造成运动损伤。而有氧运动相对来说，运动强度低，持续时间长，在运动过程中，氧气供应充分。这样的运动能及时分解体内的糖分，燃烧脂肪，加快新陈代谢速度。在这个过程中，体内的代谢垃圾可以快速排出体外，以促进身体快速恢复。同时有氧运动也能促进身体各系统机能的提升。

如果在无氧运动的间歇期进行有氧运动或者无氧运动后稍稍休息，然后进行有氧运动，更能促进脂肪的燃烧和消耗，促进身体恢复，使减脂效果更理想。

我们在日常生活中可以进行的有氧运动有慢跑、跳绳、游泳等。这些运动的场地、器材都很常见，比较容易实现。

慢跑

慢跑是完成无氧运动后经常进行的有氧运动。慢跑过程中，身体供氧开始慢慢充足，由于前面无氧运动已经大大消耗了糖分，此时的慢跑更能促进脂肪的燃烧，尤其是皮下脂肪与内脏脂肪。我们都知道，内脏脂肪的减少，对身体各系统机能的改善有较大的作用。因此，慢跑对减脂和健康都很有好处。

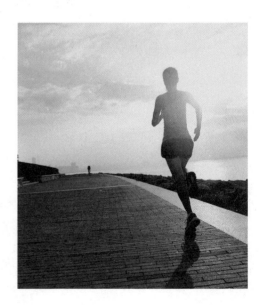

跳绳

跳绳既可以是无氧运动，也可以是有氧运动。如果是计时快速跳绳，速度很快，运动强度大，氧气供应不足以支持肌肉运动，此时所做的运动为无氧运动。相反，如果跳绳速度慢，吸入的氧气足以供应肌肉运动消耗，此时所做的运动为有氧运动。在无氧运动后我们需要进行的是慢速跳绳。在慢速跳绳的过程中，氧气供应逐渐满足肌肉需求，体温逐渐下降，体内代谢垃圾被加速排出体外，并且持续燃烧脂肪，促进减脂。

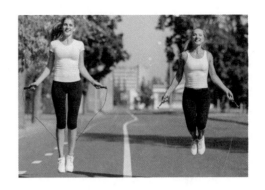

游泳

游泳是以水为依托进行的运动，身体在水中舒缓、有节奏地游动，能缓解无氧运动带来的紧张感，减轻肌肉与关节的疼痛感。与无氧运动后进行慢跑的道理一样，无氧运动后进行游泳，消耗最多的是脂肪。不过需要注意的是，如果在无氧运动后进行游泳，至少要等到体温降至正常值，身体在运动后的排汗已经完成，然后再去游泳。

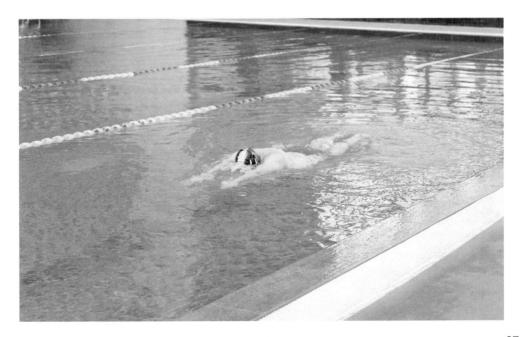

放松动作

训练完成后进行放松训练，使身体关节和肌肉得到充分放松。

颈部放松

- **目标肌群：**
颈部肌群。

- **动作要求：**
保持身体姿势，缓慢向两侧转头。

双腿自然并拢。

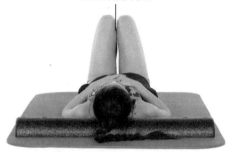

1 将泡沫轴置于瑜伽垫上，身体呈仰卧姿。双腿弯曲，双臂屈肘置于胸前，颈部压于泡沫轴上。

向左侧转头。

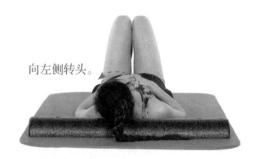

2 头部向左侧转动约45度。

头部回正。

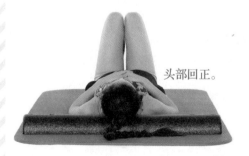

3 回到起始姿势。

向右侧转头。

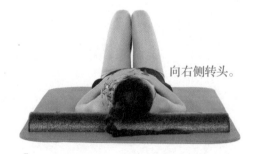

4 头部向右侧转动约45度。回到起始姿势，重复规定次数。

肩胛放松

● **目标肌群**:
肩胛周围肌群。

● **动作要求**:
保持背部平直，腹部收紧，脊柱保持中立，双手掌心朝下支撑于地面。

双腿屈膝，双脚
支撑身体。

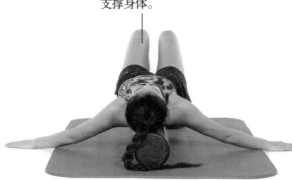

1 将泡沫轴置于瑜伽垫上，身体呈仰卧姿。双臂向外伸展，脊柱压于泡沫轴上，双腿膝关节向上弯曲，双脚支撑身体。

2 身体向右侧移动，使泡沫轴在脊柱两侧的肩胛骨之间滚动。

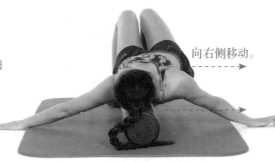

向右侧移动。

向左侧移动。

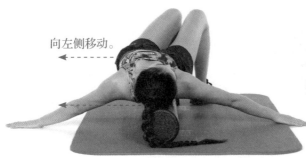

3 身体向左侧移动。回到起始姿势，重复规定次数。

单侧肱二头肌放松

- **目标肌群:**
  肱二头肌。

- **动作要求:**
  左右移动身体,使泡沫轴按摩肱二头肌。

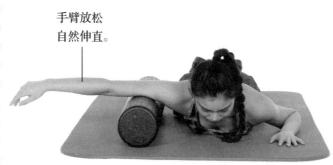

手臂放松
自然伸直。

1 将泡沫轴置于瑜伽垫上,身体呈俯卧姿。头部略微抬起,保持胸部以下位置紧贴瑜伽垫。一侧手臂向外伸展,使肱二头肌压于泡沫轴上,另一侧手臂向前弯曲,用手掌支撑身体。

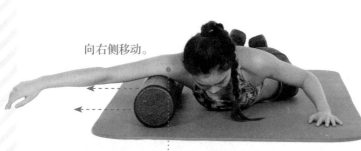

向右侧移动。

2 身体左右移动,使泡沫轴在肱二头肌处滚动。回到起始姿势,对侧亦然,重复规定次数。

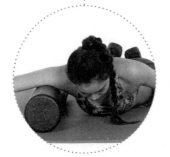

充分按摩肱二头肌。

小提示

手臂伸直并放松,使肱二头肌得到充分的按摩。

单侧肱三头肌放松

- **目标肌群:**
  肱三头肌。

- **动作要求:**
  腹部核心收紧,身体前后移动,滚动泡沫轴。

手掌撑地,保持
身体稳定。

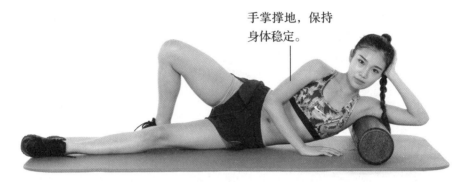

1 将泡沫轴置于瑜伽垫上,身体呈侧卧姿。用手掌扶住头部,使肩关节内侧压于泡沫轴上;另一侧手臂向前弯曲,用手掌支撑身体。侧卧面腿部伸直,另一侧腿部弯曲,置于后侧,用于支撑身体。

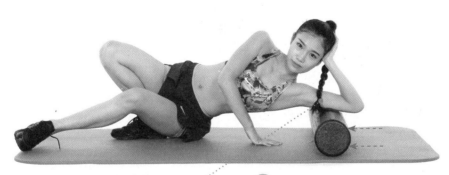

2 身体前后移动,使泡沫轴在肱三头肌处滚动。回到起始姿势,对侧亦然,重复规定次数。

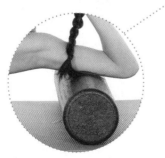

泡沫轴在肱三头肌处滚动。

91

单侧前臂放松

- **目标肌群：**
  前臂肌群。

- **动作要求：**
  手臂前后移动，带动泡沫轴滚动。

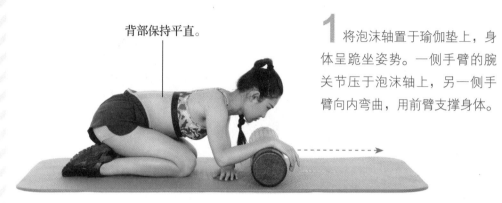

背部保持平直。

1 将泡沫轴置于瑜伽垫上，身体呈跪坐姿势。一侧手臂的腕关节压于泡沫轴上，另一侧手臂向内弯曲，用前臂支撑身体。

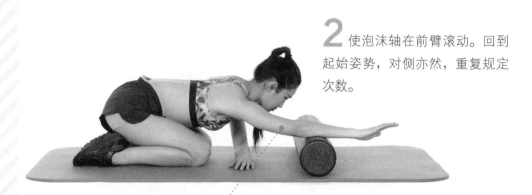

2 使泡沫轴在前臂滚动。回到起始姿势，对侧亦然，重复规定次数。

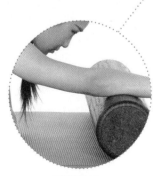

手臂伸展。

小提示

身体姿势不变，手臂前后移动，放松前臂。

跪式双臂伸出

- **目标肌群:**
  胸部肌群。

- **动作要求:**
  胸部尽可能向下贴近地面，臀部后坐。

小提示

臀部后坐，接触脚跟，保持动作至规定时间。

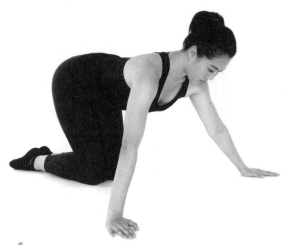

1 身体呈跪姿，双腿并拢，双臂向两侧打开，支撑于地面。上身与地面平行，大腿几乎垂直于地面。

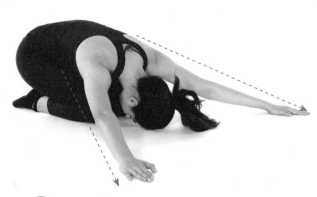

2 上身缓慢下降至贴于大腿，双臂向身体前方呈 "Y" 字形伸直，掌心向下按于地面。将臀部向后坐，胸部靠向地面至目标肌肉有中等程度的牵拉感。回到起始姿势，重复规定次数或维持规定时间。

被动拉伸-勇士式

- **目标肌群：**
腹部肌群、臀部肌群。

- **动作要求：**
腰背挺直，腹部收紧，双臂向上伸直，指尖向上。

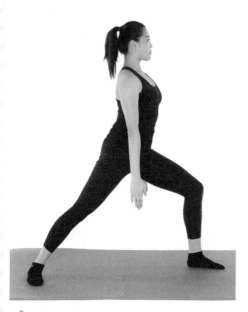

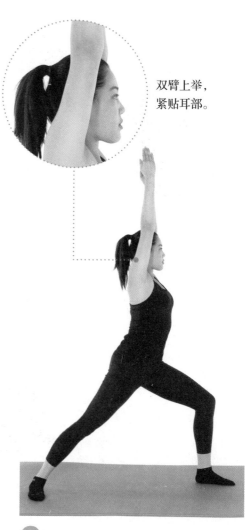

双臂上举，
紧贴耳部。

1 身体呈分腿姿，左腿屈膝在前，脚尖朝前，右腿伸直在后，脚尖外旋90度。双臂垂于身体两则。

小提示

左脚脚尖指向身体正前方，与膝关节方向保持一致。

2 双臂向上伸直，双手过头顶并指向天空，掌心相对，身体向后逐渐倾斜至目标肌肉有中等程度的牵拉感。保持规定时间，回到起始姿势，对侧亦然，重复规定次数或维持规定时间。

上背部放松

- **目标肌群**:
上背部肌群。

- **动作要求**:
臀部上抬，身体前后移动。

双腿自然并拢，
双脚脚掌朝下。

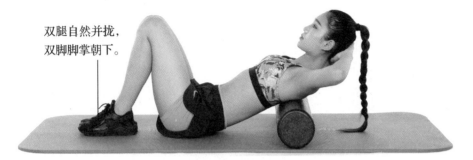

1 将泡沫轴置于瑜伽垫上，身体呈仰卧姿。双臂向上弯曲，双手扶在脑后，上背部压于泡沫轴上。双腿膝关节向上弯曲，双脚支撑身体。

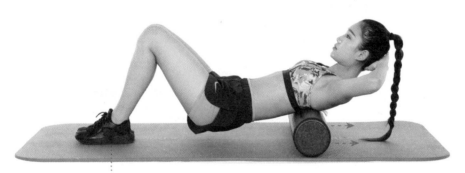

2 髋部略微抬起，身体前后移动，使泡沫轴在上背部处滚动。回到起始姿势，重复规定次数。

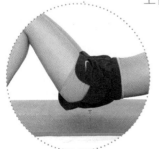

泡沫轴前后移动时，臀部
与地面始终保持距离。

小提示

保持腹部核心收紧，双腿发力推动身体移动。

下背部拉伸

● **目标肌群**：
下背部肌群。

● **动作要求**：
背部保持平直，双臂伸直，带动泡沫轴滚动。

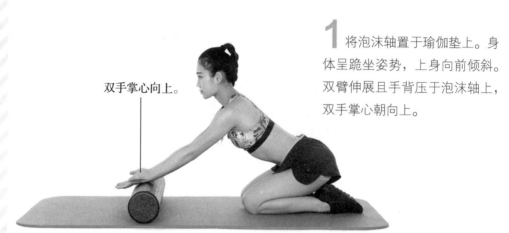

双手掌心向上。

1 将泡沫轴置于瑜伽垫上。身体呈跪坐姿势，上身向前倾斜。双臂伸展且手背压于泡沫轴上，双手掌心朝向上。

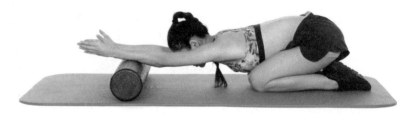

2 掌心相对，手臂前后移动，使泡沫轴在前臂处滚动，带动上身向前俯卧和抬起，拉伸下背部。回到起始姿势，重复规定次数。

小提示

臀部坐于脚跟上，双臂前伸，掌心向上，感受下背部肌肉的拉伸感。

单侧腰部周围放松

- **目标肌群：**
腰部肌群。

- **动作要求：**
腰部位于泡沫轴上方，手臂伸展，增加泡沫轴对腰部的压力。

顶髋并与地面保持距离。

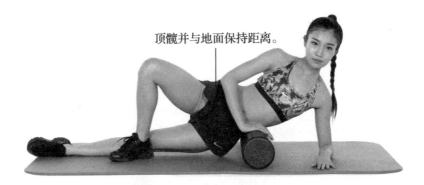

1 将泡沫轴置于瑜伽垫上，身体呈侧卧姿。腰部压于泡沫轴上，侧卧面手臂弯曲，用前臂支撑身体，另一侧手扶于泡沫轴上。侧卧面腿部伸展，另一侧腿部弯曲，置于前侧，用于支撑身体。

向头顶处拉伸。

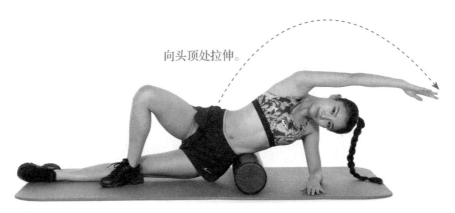

2 扶于泡沫轴上的手臂向头顶处伸展至最大限度，使泡沫轴对腰部的压力增大。回到起始姿势，对侧亦然，重复规定次数。

小提示

腿部姿势保持不变，着重对腰部两侧肌肉进行拉伸和有效按摩。

仰卧骶骨放松

● **目标肌群：**
下腰部肌群。

● **动作要求：**
保持背部平直，腹部收紧，双手掌心朝下支撑于地面，骶骨压于泡沫轴上。

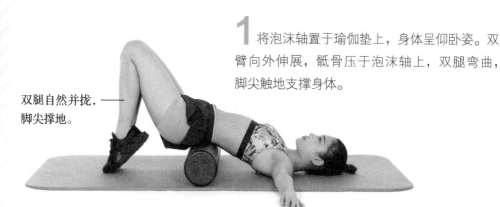

1 将泡沫轴置于瑜伽垫上，身体呈仰卧姿。双臂向外伸展，骶骨压于泡沫轴上，双腿弯曲，脚尖触地支撑身体。

双腿自然并拢，脚尖撑地。

2 躯干保持不动，屈髋，双腿上抬，直至小腿与地面平行。回到起始姿势，重复规定次数。

小提示

屈髋，双腿上抬，躯干保持不动，双臂撑地，维持身体平衡。

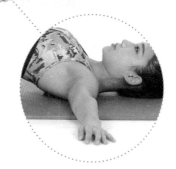

双臂始终贴紧地面。

单侧臀部肌群放松

- **目标肌群：**
臀部肌群。

- **动作要求：**
牵拉时保持背部平直，腹部收紧，双手掌心朝下支撑于地面，目视前方。

膝部弯曲自然，左腿搭在右腿上。

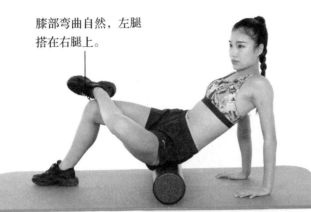

1 将泡沫轴置于瑜伽垫上，身体呈仰卧姿。双臂向后伸展支撑身体，双腿弯曲，将臀大肌压于泡沫轴上，左腿踝关节置于右腿膝关节处。

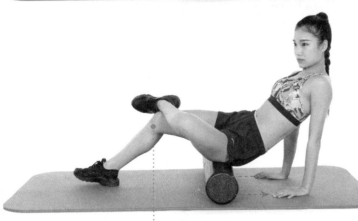

2 身体前后移动，使泡沫轴在臀大肌处滚动。回到起始姿势，对侧亦然，重复规定次数。

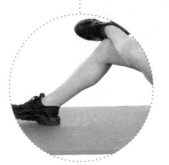

双腿配合双手移动身体。

小提示

双臂伸直，推动身体前后移动，按摩臀部肌肉。

99

单侧髂胫束放松

- **目标部位：**

髂胫束。

- **动作要求：**

牵拉时保持背部平直，腹部收紧，双手掌心朝下支撑于地面，目视前方。

左腿悬空伸直，右腿屈膝在左腿前，紧贴地面放置，支撑身体。

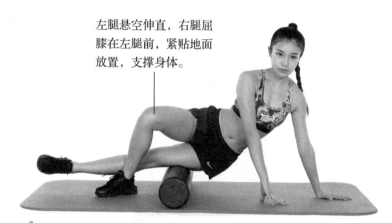

1 将泡沫轴置于瑜伽垫上，身体呈侧卧姿。双臂向侧卧面伸展，支撑身体。侧卧面腿部伸展，髂胫束压于泡沫轴上，另一侧腿部弯曲，置于压轴腿前侧，用于支撑身体。

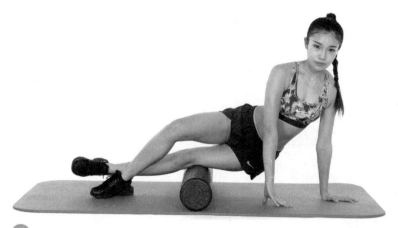

2 身体前后移动，使泡沫轴在髂胫束处滚动。回到起始姿势，对侧亦然，重复规定次数。

后交叉弓步蹲

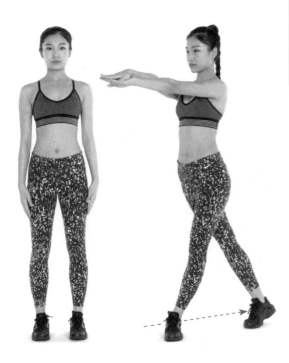

第 3 步

懂得如何结合力量训练和有氧运动

- **目标肌群:**

阔筋膜张肌。

- **动作要求:**

双臂前平举,双手相叠,保持上身挺直,屈膝深蹲。

1 身体呈直立姿,两脚分开,与肩同宽,背部平直,腹部收紧,双臂自然垂落于身体两侧。

2 双臂抬起至与地面平行,双手相叠。右腿迈出置于左腿后方约45度位置,呈交叉站立姿。

3 双腿保持不动,向左侧转体。

4 深蹲至左腿外侧有较强的牵拉感,保持动作1~2秒。回到起始姿势,对侧亦然,重复规定次数。

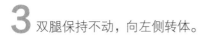

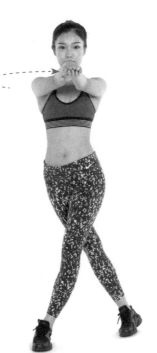

深蹲

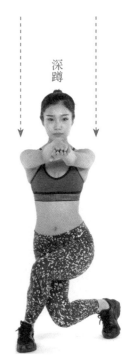

单侧股四头肌放松

● **目标肌群:**
股四头肌。

● **动作要求:**
双臂撑地,保持身体平衡,前后滚动泡沫轴。

双腿伸直,
双脚叠放。

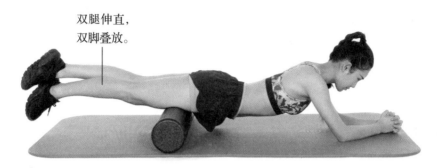

1 将泡沫轴置于瑜伽垫上,身体呈俯卧姿。双臂向前伸展,用前臂支撑身体。双腿伸展,一侧股四头肌压于泡沫轴上,另一侧脚叠放于压轴脚上方。

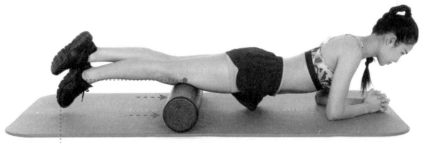

2 身体前后移动,使泡沫轴在股四头肌处滚动。回到起始姿势,对侧亦然,重复规定次数。

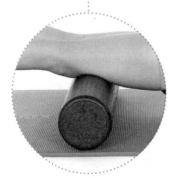

充分按摩股四头肌。

小提示

双臂发力,保持身体稳定,同时带动身体前后移动,使股四头肌得到充分的按摩。

单侧大腿内侧放松

- **目标肌群：**
  大腿内侧肌群。

- **动作要求：**
  身体俯卧，单侧腿弯曲，大腿内侧位于泡沫轴上方。

1 将泡沫轴置于瑜伽垫上，身体呈俯卧姿。双臂弯曲，双手交叠支撑于下颌处。一侧腿部向外弯曲，使大腿内侧压于泡沫轴上。

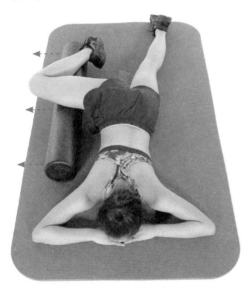

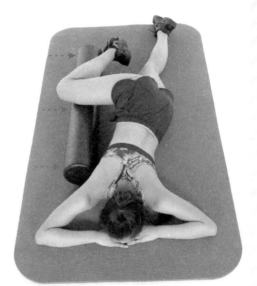

2 腿部左右移动，使泡沫轴在大腿内侧滚动。回到起始姿势，对侧亦然，重复规定次数。

小提示

保持髋关节外旋，弯曲膝关节直至腹股沟位置，左右移动泡沫轴。

103

单侧腘绳肌放松

● **目标肌群:**
腘绳肌。

● **动作要求:**
臀部上抬,双臂撑地,臀部至膝关节放松,滚动泡沫轴。

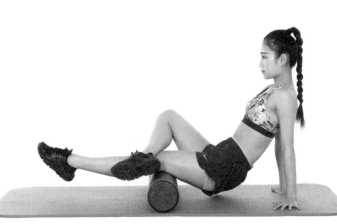

1 将泡沫轴置于瑜伽垫上,身体呈仰卧姿。双臂向后伸展支撑身体,一侧腿部伸展,将腘绳肌压于泡沫轴上,另一侧腿部弯曲,将踝关节置于压轴腿的膝关节处。

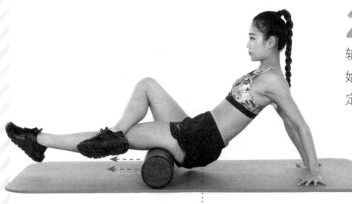

2 身体前后移动,使泡沫轴在腘绳肌处滚动。回到起始姿势,对侧亦然,重复规定次数。

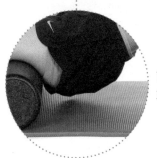

前后移动泡沫轴时,臀部始终与地面保持距离。

单侧小腿放松

- **目标肌群:**
  小腿后侧肌群。

- **动作要求:**
  双脚叠放,臀部上抬,小腿后侧肌肉放松,前后滚动泡沫轴。

右脚在上,左脚在下,
双脚交叉重叠。

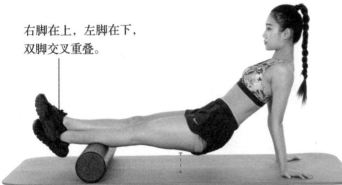

臀部与地面保持距离

1 将泡沫轴置于瑜伽垫上,身体呈仰卧姿。双臂向后伸展支撑身体,双腿伸展,一侧小腿压于泡沫轴上,另一侧脚叠放于压轴脚上方。

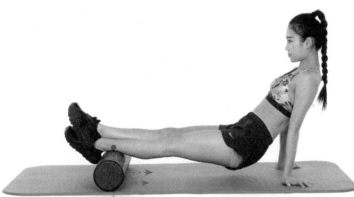

2 身体前后移动,使泡沫轴在小腿后侧滚动。回到起始姿势,对侧亦然,重复规定次数。

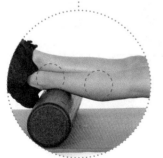

前后移动泡沫轴,使小腿前、后侧肌肉都得到放松。

小提示

双臂伸直,保持身体稳定,推动身体前后移动。

胫骨前肌放松

- **目标肌群：**
胫骨前肌。

- **动作要求：**
保持背部平直，腹部收紧，双腿向前移动，滚动泡沫轴。

1 将泡沫轴置于瑜伽垫上，身体呈俯卧姿。双臂伸展支撑身体，双腿弯曲呈跪姿，一侧腿部膝关节压于泡沫轴上，另一侧脚叠放于压轴脚上方。

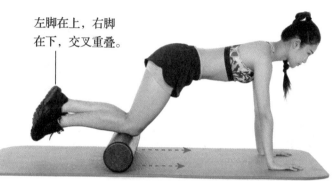

左脚在上，右脚在下，交叉重叠。

2 身体前后移动，使泡沫轴在胫骨前肌处滚动。回到起始姿势，对侧亦然，重复规定次数。

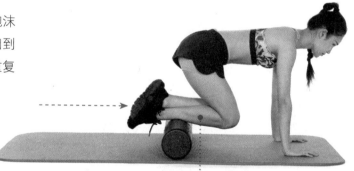

小提示

保持双手始终位于肩部正下方，保持身体稳定。

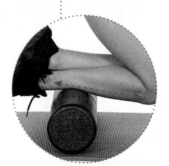

可重复前后移动泡沫轴，达到放松胫骨前肌的作用。

坐姿足外侧放松

● **目标肌群:**

足外侧肌群。

● **动作要求:**

身体呈坐姿,上身挺直,腿部自然伸展,滚动泡沫轴。

双手掌心朝下,放于大腿上。

1 将泡沫轴置于瑜伽垫上,身体坐于与膝关节等高的椅子或其他物体之上,挺胸抬头。一侧脚着地,另一侧脚尖压于泡沫轴上。

2 腿部前后移动,使泡沫轴在足外侧滚动。回到起始姿势,对侧亦然,重复规定次数。

小提示

按摩时,腿部前后伸展,充分按摩足外侧肌群。

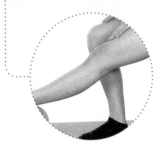

腿部随着泡沫轴的移动自然伸直。

如何制订瘦肚子的训练计划

个人瘦肚子的计划要有针对性地制订。首先，要根据自身的健康水平、运动水平，定制合适的训练计划；其次，无论是哪种瘦身计划，都要分阶段进行训练，循序渐进；最后，要强调的是，在瘦肚子计划中，最好选择涉及腹部周围各重要肌肉的动作。

另外，动作的训练量也要合适。这个量，包括动作的重复次数与组数，以及组与组之间的时间间隔。一个动作要做几组，每组要重复多少次，需要依据动作的总次数（即训练量）来决定。除了大重量的负重训练，常规训练的动作的总次数控制在25~50次最好。如果动作较简单、负重低，可以分3组来做，比如总次数为30次，分为3组，每组10次。如果动作较难，可以分多组进行，每组练习的次数少一些即可。一般来说，重复次数的常用

选择范围有3种：8~10次、10~12次和12~15次。训练者可根据自己目前的健身水平和锻炼目标来选择合适的次数范围。但这个范围也是可以改变的，持续、规律训练一段时间后，就可以适当提高训练量，以对肌肉产生更大的刺激，获得更理想的健身效果。

进行完一组训练后，需要经过短暂的休息再开始下一组训练。人体肌肉有"快肌"与"慢肌"之分。大重量训练会调动快缩肌纤维，短时间内产生较大的力量，但快缩肌纤维很容易疲劳，并且恢复时间长；小重量训练会调动慢缩肌纤维，慢缩肌纤维产生的力量没那么大，但耐力很好且恢复快。所以进行大重量的练习需要较长的恢复时间，而进行低负重的练习只需要短暂的休息时间。

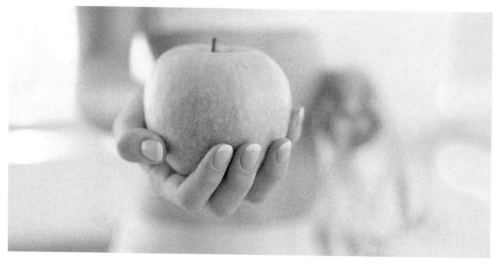

腰腹训练计划（初级）

训练日	动作名称	组数	次数/时间	节奏	间歇时间	页码
周一	开合跳	1	30秒	快	15秒	26
	胸前水平推	3	12次	向前快，向后慢	30秒	37
	仰卧半程卷腹	3	12次	抬起快，放下慢	30秒	71
	侧桥	左2右2	20秒	维持姿势	15秒	76
	跪式双臂伸出	1	40秒	维持姿势	0秒	93
周二	动态斜下牵引下颌	左1右1	15次	慢	0秒	28
	双臂高位后拉	3	12次	向后快，向前慢	30秒	44
	仰卧起坐	3	12次	抬起快，放下慢	30秒	66
	仰卧－转动双腿	3	12次	匀速	30秒	70
	单侧腰部周围放松	左1右1	30次	匀速	0秒	97
周三	肩胛骨俯撑	1	15次	慢	0秒	29
	双臂水平后拉	3	12次	向后快，向前慢	30秒	45
	仰卧起坐旋转	3	12次	抬起快，放下慢	30秒	78
	仰卧抬腿转髋	3	12次	匀速	30秒	84
	被动拉伸－勇士式	左1右1	40秒	维持姿势	0秒	94
周四	俯卧超人式	1	15次	抬起快，放下慢	15秒	31
	基本硬拉	3	12次	抬起快，放下慢	30秒	58
	站立侧弯	左2右2	12次	抬起快，放下慢	30秒	81
	俄罗斯转体	3	15次	匀速	30秒	83
	仰卧骶骨放松	1	30次	匀速	0秒	98
周五	侧弓步	左1右1	15次	起身快，弓步慢	15秒	33
	基本深蹲	3	12次	起身快，下蹲慢	30秒	52
	腰部扭转	3	12次	抬起快，放下慢	30秒	77
	仰卧－转动双腿	3	12次	匀速	30秒	70
	单侧腰部周围放松	左1右1	30次	匀速	0秒	97
周六	动态眼镜蛇式	1	15次	匀速	0秒	32
	双臂侧平举	3	12次	抬起快，放下慢	30秒	40
	俄罗斯转体	3	15次	匀速	30秒	83
	仰卧抬腿转髋	3	12次	匀速	30秒	84
	仰卧骶骨放松	1	30次	匀速	0秒	98

腰腹训练计划（中级）

训练日	动作名称	组数	次数/时间	节奏	间歇时间	页码
周一	开合跳	1	30秒	快	15秒	26
	双臂推举	3	12次	向上快，向下慢	30秒	39
	仰卧基本卷腹	3	12次	抬起快，放下慢	30秒	71
	站姿旋转下砍	左2右2	12次	匀速	30秒	82
	跪式双臂伸出	1	40秒	维持姿势	0秒	93
周二	跪撑肘膝触碰	左1右1	15次	慢	15秒	34
	单臂过顶屈伸臂	左2右2	12次	向上快，向下慢	30秒	43
	仰卧起坐－单膝弯曲	3	12次	抬起快，放下慢	30秒	68
	坐姿躯干旋转	3	12次	匀速	30秒	80
	单侧腰部周围放松	左1右1	30次	匀速	0秒	97
周三	俯卧撑蹲跳	1	10次	稍快	20秒	27
	双臂飞鸟	3	12次	打开快，内收慢	30秒	38
	仰卧循环卷腹	3	12次	抬起快，放下慢	30秒	73
	巴西式卷腹	左2右2	12次	匀速	30秒	79
	被动拉伸－勇士式	左1右1	40秒	维持姿势	0秒	94
周四	踝关节八字跳	1	30秒	快	15秒	35
	直腿硬拉	3	12次	抬起快，放下慢	30秒	59
	剪式抬腿卷腹	3	30秒	快	30秒	74
	俄罗斯转体	3	15次	匀速	30秒	83
	仰卧骶骨放松	1	30次	匀速	0秒	98
周五	俯跪撑胸椎旋转	左1右1	15次	慢	15秒	30
	弓步前蹲接哑铃弯举深蹲	左2右2	12次	起身快，下蹲慢	30秒	48
	站姿旋转下砍	左2右2	12次	匀速	30秒	82
	仰卧循环卷腹	3	12次	抬起快，放下慢	30秒	73
	单侧腰部周围放松	左1右1	30次	匀速	0秒	97
周六	动态眼镜蛇式	1	15次	匀速	0秒	32
	相扑深蹲		12次	起身快，下蹲慢	30秒	53
	仰卧循环卷腹	3	12次	抬起快，放下慢	30秒	73
	巴西式卷腹	左2右2	12次	匀速	30秒	79
	仰卧骶骨放松	1	30次	匀速	0秒	98

腰腹训练计划（高级）

训练日	动作名称	组数	次数/时间	节奏	间歇时间	页码
周一	俯卧撑蹲跳	1	10次	稍快	20秒	27
	双臂基本弯举	4	12次	向上快，向下慢	30秒	42
	仰卧循环卷腹	4	12次	抬起快，放下慢	30秒	73
	下斜夹球转髋	4	12次	匀速	30秒	85
	单侧腰部周围放松	左1右1	30次	匀速	0秒	97
周二	跪撑肘膝触碰	左1右1	15次	慢	15秒	34
	双臂俯身后拉	4	12次	向上快，向下慢	30秒	46
	仰卧直腿卷腹	4	12次	抬起快，放下慢	30秒	75
	巴西式卷腹	左3右3	12次	匀速	30秒	79
	仰卧骶骨放松	1	30次	匀速	0秒	98
周三	开合跳	1	30秒	快	15秒	26
	单臂抓举	左3右3	12次	向上快，向下慢	30秒	62
	仰卧起坐 – 双膝弯曲	4	12次	抬起快，放下慢	30秒	67
	剪式抬腿卷腹	4	30秒	快	30秒	74
	被动拉伸 – 勇士式	左1右1	40秒	维持姿势	0秒	94
周四	仰卧撑蹲跳	1	10次	稍快	20秒	27
	单腿罗马尼亚硬拉	左3右3	12次	抬起快，放下慢	30秒	61
	仰卧起坐 – 单膝弯曲	3	12次	抬起快，放下慢	30秒	68
	下斜夹球转髋	4	12次	匀速	30秒	85
	单侧腰部周围放松	左1右1	30次	匀速	0秒	97
周五	跪撑肘膝触碰	左1右1	15次	慢	15秒	34
	双臂深挺举	4	12次	上举快，放下慢	30秒	63
	仰卧直腿卷腹	4	12次	抬起快，放下慢	30秒	75
	坐姿躯干旋转	4	12次	匀速	30秒	80
	仰卧骶骨放松	1	30次	匀速	0秒	98
周六	开合跳	1	30秒	快	15秒	26
	侧举弓步	左2右2	12次	上举快，放下慢	30秒	64
	仰卧起坐 – 单膝弯曲	2	12次	抬起快，放下慢	30秒	68
	巴西式卷腹	左3右3	12次	匀速	30秒	79
	被动拉伸 – 勇士式	左1右1	40秒	维持姿势	0秒	94

增肌训练计划（初级）

训练日	动作名称	组数	次数/时间	节奏	间歇时间	页码
周一	侧弓步	左1右1	15次	起身快，弓步慢	15秒	33
	基本硬拉	4	12次	抬起快，放下慢	30秒	58
	基本深蹲	4	12次	起身快，下蹲慢	30秒	52
	双臂侧平举	4	12次	抬起快，放下慢	30秒	40
	仰卧骶骨放松	1	30次	匀速	0秒	98
	单侧股四头肌放松	左1右1	30次	匀速	0秒	102
周二	俯跪撑胸椎旋转	左1右1	15次	慢	15秒	30
	爆发力前推	4	12次	向前快，向后慢	30秒	36
	双臂俯身后拉	4	12次	向后快，向前慢	30秒	46
	双臂基本弯举	4	12次	抬起快，放下慢	30秒	42
	下背部拉伸	1	30次	匀速	0秒	96
	单侧肱二头肌放松	左1右1	30次	匀速	0秒	90
周三	动态眼镜蛇式	1	15次	慢	0秒	32
	双臂高位后拉	4	12次	向后快，向前慢	30秒	44
	仰卧起坐旋转	4	15次	抬起快，放下慢	30秒	78
	单臂过顶屈伸臂	左2右2	12次	向上快，向下慢	30秒	43
	上背部放松	1	30次	匀速	0秒	95
	单侧肱三头肌放松	左1右1	30次	匀速	0秒	91
周四	俯卧超人式	1	15次	抬起快，放下慢	15秒	31
	双臂推举	4	12次	抬起快，放下慢	30秒	39
	基本硬拉	4	12次	抬起快，放下慢	30秒	58
	弓步前蹲接哑铃弯举深蹲	左3右3	12次	起身快，下蹲慢	30秒	48
	仰卧骶骨放松	1	30次	匀速	0秒	98
	单侧髂胫束放松	左1右1	30次	匀速	0秒	100
周五	俯跪撑胸椎旋转	左1右1	15次	慢	15秒	30
	胸前水平推	4	12次	向前快，向后慢	30秒	37
	双臂俯身后拉	4	12次	向后快，向前慢	30秒	46
	双臂基本弯举	4	12次	抬起快，放下慢	30秒	42
	下背部拉伸	1	30次	匀速	0秒	96
	单侧肱二头肌放松	左1右1	30次	匀速	0秒	90
周六	动态眼镜蛇式	1	15次	匀速	0秒	32
	双臂高位后拉	4	12次	向后快，向前慢	30秒	44
	仰卧循环卷腹	4	15次	抬起快，放下慢	30秒	73
	单臂过顶屈伸臂	左2右2	12次	向上快，向下慢	30秒	43
	上背部放松	1	30次	匀速	0秒	95
	单侧肱三头肌放松	左1右1	30次	匀速	0秒	91

增肌训练计划（中级）

训练日	动作名称	组数	次数/时间	节奏	间歇时间	页码
周一	开合跳	1	30秒	快	15秒	26
	直腿硬拉	4	12次	抬起快，放下慢	30秒	59
	托铃深蹲	4	12次	起身快，下蹲慢	30秒	54
	双臂侧平举	4	12次	抬起快，放下慢	30秒	40
	仰卧骶骨放松	1	30次	匀速	0秒	98
	单侧股四头肌放松	左1右1	30次	匀速	0秒	102
周二	跪撑肘膝触碰	左1右1	15次	慢	15秒	34
	双臂飞鸟	4	12次	内收快，打开慢	30秒	38
	双臂水平后拉	4	12次	向后快，向前慢	30秒	45
	双臂基本弯举	4	12次	抬起快，放下慢	30秒	42
	下背部拉伸	1	30次	匀速	0秒	96
	单侧肱二头肌放松	左1右1	30次	匀速	0秒	90
周三	俯卧撑蹲跳	1	10次	稍快	20秒	27
	双臂高位后拉	4	12次	向后快，向前慢	30秒	44
	巴西式卷腹	左3右3	12次	匀速	30秒	79
	单臂过顶屈伸臂	4	12次	向上快，向下慢	30秒	43
	上背部放松	1	30次	匀速	0秒	95
	单侧肱三头肌放松	左1右1	30次	匀速	0秒	91
周四	开合跳	1	30秒	快	15秒	26
	双臂前平举	4	12次	抬起快，放下慢	30秒	41
	直腿硬拉	4	12次	抬起快，放下慢	30秒	59
	哑铃深蹲接上举	4	12次	起身快，下蹲慢	30秒	55
	仰卧骶骨放松	1	30次	匀速	0秒	98
	单侧髂胫束放松	左1右1	30次	匀速	0秒	100
周五	跪撑肘膝触碰	左1右1	15次	慢	15秒	34
	双臂飞鸟	4	12次	内收快，打开慢	30秒	38
	双臂俯身后拉	4	12次	向后快，向前慢	30秒	46
	双臂基本弯举	4	12次	抬起快，放下慢	30秒	42
	下背部拉伸	1	30次	匀速	0秒	96
	单侧肱二头肌放松	左1右1	30次	匀速	0秒	90
周六	俯卧撑蹲跳	1	10次	稍快	20秒	27
	双臂高位后拉	4	12次	向后快，向前慢	30秒	44
	仰卧起坐 – 单膝弯曲	3	15次	抬起快，放下慢	30秒	68
	单臂过顶屈伸臂	4	12次	向上快，向下慢	30秒	43
	上背部放松	1	30次	匀速	0秒	95
	单侧肱三头肌放松	左1右1	30次	匀速	0秒	91

增肌训练计划（高级）

训练日	动作名称	组数	次数/时间	节奏	间歇时间	页码
周一	开合跳	1	30秒	快	15秒	26
	相扑硬拉	4	12次	抬起快，放下慢	30秒	60
	侧举弓步	左3右3	12次	起身快，下蹲慢	30秒	64
	双臂前平举	4	12次	抬起快，放下慢	30秒	41
	单侧臀部肌群放松	左1右1	30次	匀速	0秒	99
	单侧股四头肌放松	左1右1	30次	匀速	0秒	102
周二	跪撑肘膝触碰	左1右1	15次	慢	15秒	34
	哑铃俯卧撑	4	8次	向上快，向下慢	30秒	65
	双臂水平后拉	4	12次	向后快，向前慢	30秒	45
	双臂深挺举	4	12次	抬起快，放下慢	30秒	63
	下背部拉伸	1	30次	匀速	0秒	96
	单侧肱二头肌放松	左1右1	30次	匀速	0秒	90
周三	俯卧撑蹲跳	1	10次	稍快	20秒	27
	双臂高位后拉	4	12次	向后快，向前慢	30秒	44
	仰卧直腿卷腹	4	12次	抬起快，放下慢	30秒	75
	单臂过顶屈伸臂	4	12次	向上快，向下慢	30秒	43
	上背部放松	1	30次	匀速	0秒	95
	单侧肱三头肌放松	左1右1	30次	匀速	0秒	91
周四	开合跳	1	30秒	快	15秒	26
	双臂侧平举	4	12次	抬起快，放下慢	30秒	40
	单腿罗马尼亚硬拉	左2右2	12次	抬起快，放下慢	30秒	61
	高尔夫深蹲	左3右3	12次	起身快，下蹲慢	30秒	56
	仰卧骶骨放松	1	30次	匀速	0秒	98
	单侧髂胫束放松	左1右1	30次	匀速	0秒	100
周五	跪撑肘膝触碰	左1右1	15次	慢	15秒	34
	双臂飞鸟	4	12次	内收快，打开慢	30秒	38
	双臂俯身后拉	4	12次	向后快，向前慢	30秒	46
	双臂基本弯举	4	12次	抬起快，放下慢	30秒	42
	下背部拉伸	1	30次	匀速	0秒	96
	单侧肱二头肌放松	左1右1	30次	匀速	0秒	90
周六	俯卧撑蹲跳	1	10次	稍快	20秒	27
	双臂高位后拉	4	12次	向后快，向前慢	30秒	44
	下斜夹球转髋	4	15次	匀速	30秒	85
	单臂过顶屈伸臂	4	12次	向上快，向下慢	30秒	43
	上背部放松	1	30次	匀速	0秒	95
	单侧肱三头肌放松	左1右1	30次	匀速	0秒	91

减脂训练计划

训练日	动作名称	组数	次数/时间	节奏	间歇时间	页码
周一	单臂抓举	左2右2	12次	向上快，向下慢	30秒	62
	俯卧撑蹲跳	3	10次	快	20秒	27
	仰卧半程卷腹	3	12次	抬起快，放下慢	30秒	71
	开合跳	3	30秒	快	20秒	26
	单侧股四头肌放松	左1右1	30次	匀速	0秒	102
周二	双臂深挺举	3	12次	抬起快，放下慢	30秒	63
	开合跳	3	30秒	快	20秒	26
	双臂侧平举	3	12次	抬起快，放下慢	30秒	40
	深蹲跳	3	12次	稍快	20秒	57
	单侧髂胫束放松	左1右1	30次	匀速	0秒	100
周三	侧举弓步	3	12次	抬起快，放下慢	30秒	64
	深蹲跳	3	12次	稍快	20秒	57
	双臂水平后拉	3	12次	向后快，向前慢	30秒	45
	俯卧撑蹲跳	3	12次	快	20秒	27
	单侧臀部肌群放松	左1右1	30次	匀速	0秒	99
周四	单臂抓举	左2右2	12次	向上快，向下慢	30秒	62
	俯卧撑蹲跳	3	10次	快	20秒	27
	双臂高位后拉	3	12次	向后快，向前慢	30秒	44
	开合跳	3	30秒	快	20秒	26
	单侧股四头肌放松	左1右1	30次	匀速	0秒	102
周五	双臂深挺举	3	12次	抬起快，放下慢	30秒	63
	开合跳	3	30秒	快	20秒	26
	双臂飞鸟	3	12次	内收快，打开慢	30秒	38
	深蹲跳	3	12次	稍快	20秒	57
	单侧髂胫束放松	左1右1	30次	匀速	0秒	100
周六	侧举弓步	3	12次	抬起快，放下慢	30秒	64
	深蹲跳	3	12次	稍快	20秒	57
	直腿硬拉	3	12次	抬起快，放下慢	30秒	59
	俯卧撑蹲跳	3	10次	快	20秒	27
	单侧臀部肌群放松	左1右1	30次	匀速	0秒	99

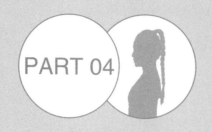

PART 04

第4步

学会监控和记录

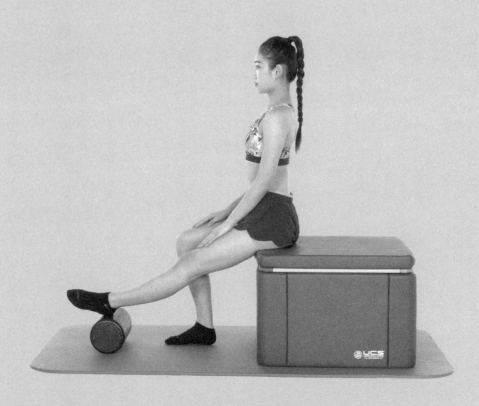

为什么监控和记录如此重要

对于大部分人来说，减脂的过程是艰难且漫长的，要求拥有持久的耐力和顽强的毅力。长时间抵抗美食的诱惑，减少食物摄入的同时，还要兼顾健康状况。无论缺少哪个环节，都不容易减脂成功。如果要为这个过程添加一个保险机制的话，监控和记录就是一个非常好的办法。监控和记录会让你在无形中更容易遵守减脂的各项规定，将减脂进行到底。

许多减脂成功的人，除了自身具备顽强的毅力之外，还会给自己配备一定的监控机制，时时提醒自己什么能吃，什么不能吃，什么时间不能进食，或者何时该进行什么样的运动，等等。我们经常会在电视中看到一些减脂节目，在节目里，嘉宾减脂成功的案例很多，这恰恰也是因为节目里有不能避免的监控机制，应该说，监控机制是辅助他们减脂成功的重要条件。

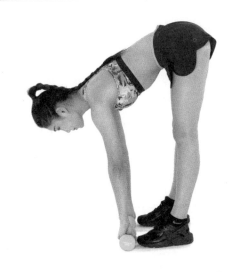

记录与监控一样，都是帮助减脂成功的好办法。准备一个记录本，设置好各项需要记录的东西，比如这一天都吃了什么东西，热量大概是多少，进食时间，等等。在记录本上，你会发现自己的饮食结构是什么样的，是否合理，是否需要改变，是否需要添加或减少某一类食物，等等。除了记录摄入的热量外，你还可以对自己的身体变化进行记录，定期记录体重、腰围、体脂含量，等等。在记录中，哪怕是发生了一点点变化，你都可以看到，并时时提醒自己。这个提醒，也许会给自己增加自信心，也许会起到鞭策或警戒的作用。

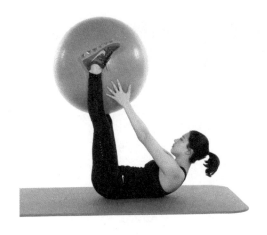

这个记录，最多花费一刻钟的时间，但却会带给你不小的收获。总之，监控和记录的频率越高，减脂越容易成功。每天看到一点点的量的变化，最终会看到质的变化。

记录每日的热量摄入

如果要做记录，首先就要记录好自己每日的热量摄入。不但要记录，最好还要将记录的作用发挥到最大。那么该如何去实行呢？单单像记流水账一样记录每天吃进去的东西，不足以对减脂起到促进作用。

既然下定决心减脂，就让我们把记录做得更加科学、更加详细，让它起到更好的助力作用。

下面给出一些记录模板，以供参考。

模板一

日期	早餐	间歇餐	午餐	间歇餐	晚餐	蛋白质合计	糖类合计	脂肪合计	总摄入量合计

本周总结：摄入热量共_____卡路里。

模板二

日期	主食	蔬菜	水果	糖类	奶类	肉类	坚果	脂肪	总摄入量合计

本周总结：摄入热量共_____卡路里。

记录每日的训练量

除了减少热量摄入之外，减脂时也应该考虑运动消耗，使整个减脂瘦身过程更健康。每日的训练量记录和热量摄入记录一样，也要进行详细的规划。这样经过一段时间的记录后，你就可以从表格中看出自己的进步在哪里，不足在哪里，并进行适当调整。

下面给出记录模板，以供参考。

日期	有氧类运动						无氧类运动					总消耗合计
	跑步	骑自行车	步行	游泳	健身操	其他有氧运动	短跑	俯卧撑	深蹲类动作	健身房器械健身	其他无氧运动	

本周总结：共消耗热量_____卡路里。
注：以上运动可搭配进行，不必全部进行。

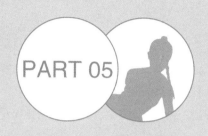

第5步

记住这些减脂小技巧，
让减脂效果翻倍

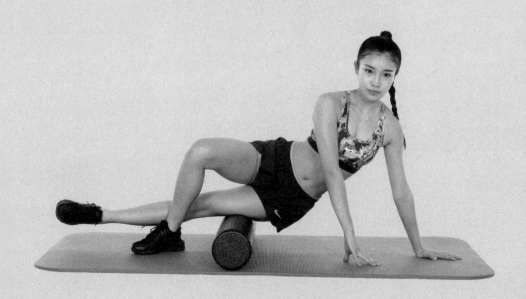

不熬夜，保证充足的睡眠

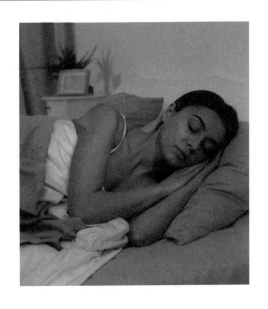

众所周知，充足的睡眠有利于身体健康，在保证睡眠质量的基础上，减脂会变得更加简单。

研究表明，人在处于深度睡眠时，大脑会产生一种激素，这种激素负责掌管我们身体的脂肪转化、食欲、生长等功能，而且它能促进身体内的脂肪向能量转化。这就是说，在进行深度睡眠的时候，我们身体内的一部分脂肪会转化为能量，起到减脂作用。若是减少了深度睡眠的时间，大量的脂肪难以转化成能量，身体就会将这些难以转化的脂肪转移到臀部、腰部、腹部等位置，所以你就会发现自己越来越胖。

睡眠不足会导致体内新陈代谢紊乱，碳水化合物的代谢受阻，最终导致血糖浓度增高，更容易产生脂肪堆积。除此之外，当身体疲惫的时候，你的食欲可能会更好，熬夜越久你就会有越多的时间去吃东西，体内多余的能量难以得到消耗，久而久之你就会越来越胖。

睡眠时间要规律

每天尽量在同一时间睡觉，这样身体的新陈代谢就会更有规律，排毒活动可以有序地进行。周末不要躺在床上直到日上三竿，甚至睡一整天。一旦生物钟在这两天内被打乱，就很容易造成恶性循环，导致失眠、食欲不振、水肿等症状。

每天睡足8小时

大多数人需要6~8小时的睡眠来获得足够的运动能量。从晚上11:00到凌晨2:00，身体的新陈代谢最旺盛，能有效消除疲劳，排出体内毒素。

如果你不好好利用这段时间，你的新陈代谢会变糟，身体不能很好地排出毒素会使你在很长一段时间内变得越来越臃肿。

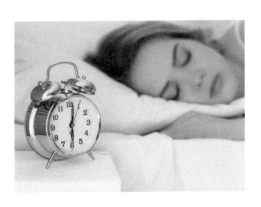

睡前2小时不要进餐

很多人有吃完饭就躺下休息的坏习惯，这个习惯在晚饭后就更明显了。这对身体非常有害。如果你在吃完饭后适当活动，食物就可以在体内充分消化，减轻胃的负担，帮助你睡个好觉。

许多胃肠疾病患者都有夜间进食的习惯，这导致入睡后肠胃仍在剧烈运动。这不仅会让人得不到很好的休息，而且还会造成胃肠负荷，使消化功能长期处于紊乱状态。

如果晚餐吃得太多，夜间血糖含量就会上升，而睡眠又不会消耗大量的能量，因此多余的糖类就会转化为脂肪，积存在体内，造成肥胖。

笔者的建议是，睡前3小时吃一顿小巧、精致的晚餐，注意确保蛋白质和蔬菜摄入充足，避免在睡前肚子就饿得咕咕叫了。

晚上最好避免大量饮水，否则会导致频繁去洗手间，从而降低睡眠质量。

如果你真的饿了，你可以将低热量的水果和蔬菜作为你的夜间小吃。

尽量不要在晚上吃碳水化合物，如饼干和面包，这更不利于达到减脂目标。

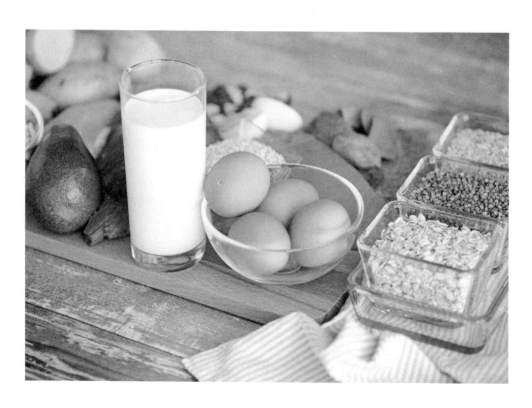

控制糖类摄入

相比于其他食物来说，含有过量糖分的食物是大家最应该拒绝的。这里有必要整体地介绍一下碳水化合物的概念。相信大家对碳水化合物并不陌生，平时所吃的面食、米饭等主食都属于碳水化合物，但它并非单指这些东西，它有着更为广泛的含义。

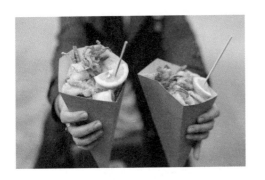

葡萄糖与果糖属于简单碳水化合物。葡萄糖是身体主要的能量来源，也是促使血糖快速升高的成分。但果糖不会直接促使血糖升高，而是通过肝脏转化为葡萄糖后再供给血液，如果肝脏中的葡萄糖含量已经饱和，果糖便会转化为脂肪，不论哪种结果都是不利于减脂的。市面上的众多食品，包括大部分饮品、糖果等都含有大量的添加糖。所以拒绝高糖类食物便能将众多不利于减脂的食品排除在外，从而显著降低热量摄入，饮食也会变得健康起来。

另外，复杂碳水化合物包括淀粉和纤维，纤维类食物之前已经讲过，这里重点分析一下淀粉对身体产生的影响。从本质上讲，淀粉是葡萄糖存储在食物中的一种形式，由众多葡萄糖分子聚合而成，在体内非常容易分解为纯葡萄糖，造成血糖的快速升高。研究发现，同时进食淀粉类食物与纤维类食物时，淀粉类食物的分解速度会减慢，因此在必须要摄入糖分时，淀粉类食物是更好的选择。

常见的含糖食物除了成分表中标明添加了糖的食物之外，还包括自榨果汁、蜂蜜、甘蔗等天然食品，你最好限量食用。对于淀粉类食物，则要视情况而定，在低强度或无训练的时候不要摄入淀粉类食物，标准强度和高强度的训练日可以适当摄入，以便给身体提供更多的能量。

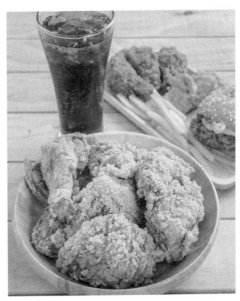

不吃容易使人长胖的食物

在选择食物时，尽量避开容易使人长胖的食物。下面分别介绍一下这些食物。

高糖分食物

高糖分食物，如蛋糕、糖果、甜味饼干等。尤其是奶油蛋糕，不仅含糖量高，奶油中还含有大量油脂，而且因为味道香甜、口感好，会让人不知不觉吃下好几块。

现在的糖果越做越漂亮，越做越精致，但不要被它的外观所诱惑。人体每天需要的糖分在30~50克，加上我们在其他食物中也会摄取糖分，所以小小几块糖果就会带来很高的热量。

甜味饼干通常含有白砂糖、奶油、面粉等成分，这些成分或是高糖类，或是高脂类，且味道香香甜甜，也容易让人吃得过多。

高油分食物

我们经常接触的高油分食物有油炸食品、肥肉、月饼、汤圆等。炸鸡、炸虾、油条、油饼、炸糕等食物，在高温烹炸下，带有很多的油分，热量比原材料高出很多倍；月饼与汤圆的馅料里，都含有大量油脂，且面点中动物油脂的使用量较多，而且动物油脂的热量也较高。肥肉也一样，属于动物油脂。

高盐分食物

高盐分食物主要有腌肉、熏肉、咸菜、酱菜、汉堡等咸味较浓的快餐……这类食物通常具有较好的口感，使人食欲大增，忍不住多吃，如果搭配米饭、馒头等主食，也会让人吃下更多的主食，不利于减脂瘦身。另外，高盐分容易诱发高血压、心脏病等疾病，所以尽量避免吃高盐分食物。

高糖分饮料

饮料通常喝起来痛快又解渴，而且有丰富的口味变化，但饮料中含有大量人工添加的糖类。一瓶500毫升的饮料，含糖量在50克左右，如果将其糖分制作成棒棒糖，能做2~4支。过多的糖分不仅会造成脂肪的堆积，还会降低人体对蛋白质的吸收，且容易诱发糖尿病等疾病。

高温煎炸烧烤食物

高温煎炸、烧烤食物包括薯片、烤串、烤肉等食物。这类食物会添加很多作料，有香香脆脆的口感，但这类食物经过高温烹调后，营养价值降低，热量却增加很多。而且高温环境下加工的食物会产生一定的毒素，不利于身体健康。

饮食规律，不节食

调查研究发现，大多数肥胖者饮食不规律，经常暴饮暴食。对于许多肥胖的人来说，不恰当的饮食习惯会破坏人体正常的生物循环。当人体的正常循环周期失控时，生理功能会紊乱，新陈代谢也会失调，身体将处于机能失调和肥胖的环境中。如果你想减脂，就必须调整你的饮食习惯。

减脂时不需要把脂肪类食物当作洪水猛兽，因为它们往往并非热量摄入超标的罪魁祸首，适量地、有控制地摄取脂肪类食物反而能够控制身体对于脂肪的渴望，避免因过度压抑而产生暴饮暴食的情况。只要整餐的总热量没有超标，那么身体便不会把这些脂肪储存起来。

最好的脂肪类食物都是天然生长的，不要从糖果、饼干、蛋糕等合成食物中摄取脂肪，而是食用黄油、橄榄油之类的天然脂肪类食物。这些天然脂肪类食物除了能有效提供饱腹感之外，还能令饭菜更加美味，不至于让减脂的过程太过辛苦。另外，水果中的牛油果和椰子同样可以提供大量的健康脂肪，肉类和含脂肪的奶制品中也都含有脂肪。

蛋白质是构成肌肉组织并维持其存在的关键成分，也是促进肌肉生长的重要物质，而且容易让人产生饱腹感，能够促使整体进食量的减少，从而更好地控制食欲，达到减脂和增肌的目的。

在我们的生活中，能够提供蛋白质的食物很多，如奶制品、肉类、鸡蛋、坚果等。其中奶制品可以是牛奶、酸奶、奶酪等多种形式，但最好选取无糖和无添加剂类型的。肉类的种类众多，包括牛肉、鸡肉、猪肉、鱼肉等，尽量保证每餐都有蛋白质类食物。

蔬菜是众所周知的健康食品，相关研究表明，增加每日膳食中蔬菜的含量可以有效地遏制脂肪的增长，配减脂运动能够更快速地达到燃脂的效果。

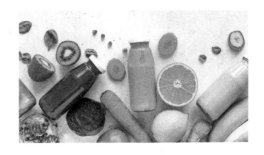

在常见的蔬菜品种里，除了土豆、红薯、玉米、南瓜、豌豆和其他豆类食品含有大量的淀粉之外，其他蔬菜都是低热量、低淀粉、高纤维的食物。这种纤维类食物也是复杂碳水化合物的一种，因此大家不必担心，食用它们不会提升血糖，反而可以减慢淀粉被吸收的速度，并能在用餐后维持长时间的饱腹感，因此笔者推荐每日食用2~3份。

调整心态，克服压力

生活和工作会给人带来很多压力，因此不少人存在不同程度的焦虑，长此以往还会危害身体健康。面对焦虑，如果不注意排解的话，人们很有可能被压垮。因此我们必须积极应对，给大脑减压。

欣赏音乐

欣赏一些安静的、好听的钢琴协奏曲，让这些音符激活脑细胞，暂时抛开脑中的想法，让自己的大脑舒缓一会儿。

按摩放松

适当的时候，进行头部按摩，加速头皮血液循环，可以让大脑休息片刻，使紧张的情绪得到缓解。如果是自己进行头部按摩的话，可以将双手手指从脸部两侧插入头发，向后、向上用指腹按压头部，重复数次。

笑对生活

面对生活中的很多压力，有时候可以自我解嘲一下，幽默面对，或淡然处之。这样你就会发现紧绷的神经突然松弛了，压力也随之减小了很多。

提高工作效率

职场人士之所以会焦虑，很大原因在于工作压力。这时不如提高效率，耐心地将手头的工作做完，不留工作尾巴，这样

你就会发现自己在无形之中轻松很多。

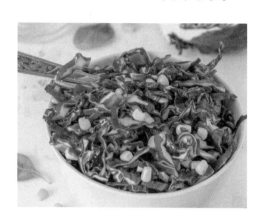

家里和办公室两点一线，是办公室工作者的每日轨迹。他们待在露天环境的时间非常少，很少晒太阳。而晒太阳对于伏案办公一族是非常必要的。

常晒太阳，可以减少压力，减轻抑郁。日照充足时人们体内的肾上腺素、甲状腺素等激素分泌增多，可改善情绪低落的状况，抑郁也随之减轻。

晒太阳可以促进人体维生素D的合成，有助于钙和磷的吸收，降低骨质疏松的风险。此外，晒太阳还可以刺激多巴胺的生成，以防止眼球的眼轴变长，预防近视。这对于经常对着电脑的办公室工作者来说是大有裨益的。

阳光中的紫外线可以减少人体炎症，提高免疫力，抵抗多种病毒。因此，走出办公室，适当晒晒太阳，身体会更健康，工作效率也会更高。

作者简介

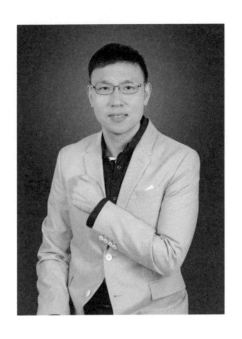

姜天赐

  中国儿童中心教育活动部副部长，主要从事主题教育活动的策划与实施，以及大众体能训练活动组织方法的研究和倡导；策划、组织并主持了中国儿童中心"六一"游园、"阳光体育之星"等大型主题活动；策划并组织"童心抗疫 守望相伴"特别行动、"携手过六一 有鄂也有你"等大型线上活动；长期从事儿童兴趣培养与体能、健康方面的应用性研究；主持《体育活动与儿童健康体质的探讨》《浅析体育展演活动的策划与实施》等课题；参与《游泳》《健美操》等儿童体育活动指导丛书的编写，在《红旗文稿》《中国校外教育》等期刊发表文章。